AF363515

BIBLIOTHÈQUE MÉDICALE

PUBLIÉE SOUS LA DIRECTION

DE MM.

J.-M. CHARCOT	G.-M. DEBOVE
Professeur à la Faculté de médecine de Paris, membre de l'Institut.	Professeur à la Faculté de médecine de Paris, membre de l'Académie de médecine, médecin de l'hôpital Andral.

BIBLIOTHÈQUE MÉDICALE

CHARCOT-DEBOVE

VOLUMES PARUS DANS LA COLLECTION

V. Hanot. — La Cirrhose hypertrophique avec ictère chronique.
G.-M. Debove et **Courtois-Suffit** — Traitement des pleurésies purulentes.
J. Comby. — Le Rachitisme.
Ch. Talamon. — Appendicite et Pérityphlite.
G.-M. Debove et **Rémond** (de Metz). — Lavage de l'estomac.
J. Seglas. — Des Troubles du langage chez les aliénés.
A. Sallard. — Les Amygdalites aiguës.
L. Dreyfus-Brisac et **I. Bruhl.** — Phtisie aiguë
P. Sollier. — Les Troubles de la mémoire.
De Sinety. — De la Stérilité chez la femme et de son traitement.
G.-M. Debove et **J. Renault** — Ulcère de l'estomac.
G. Daremberg. — Traitement de la Phtisie pulmonaire. 2 vol.
Ch. Luzet. — La Chlorose
E. Mosny. — Broncho Pneumonie.
A. Mathieu. — Neurasthénie.
N. Gamaleia. — Les Poisons bactériens.
H. Bourges. — La Diphtérie
Paul Blocq. — Les Troubles de la marche dans les maladies nerveuses.
P. Yvon. — Notions de pharmacie nécessaires au médecin. 2 vol.
L. Galliard. — Le Pneumothorax.
E. Trouessart. — La Thérapeutique antiseptique.
Juhel-Rénoy. — Traitement de la fièvre typhoïde.
J. Gasser. — Les Causes de la fièvre typhoïde.
G. Patein. — Les Purgatifs.
A. Auvard et **E. Caubet.** — Anesthésie chirurgicale et obstétricale
L. Catrin. — Le Paludisme chronique.
Labadie-Lagrave. — Pathogénie et traitement des Néphrites et du mal de Bright
E. Ozenne. — Les Hémorroïdes
Pierre Janet. — État mental des hystériques. — Les Stigmates mentaux.
H. Luc. — Les Névropathies laryngées.
R. du Castel. — Tuberculoses cutanées.
J. Comby. — Les Oreillons
Chambard — Les Morphinomanes.
J. Arnould. — La Désinfection publique.
Achalme. — Érysipèle.
P. Boulloche. — Les Angines a fausses membranes.
E. Lecorché. — Traitement du diabète sucré.
Barbier. — La Rougeole.
M. Boulay. — Pneumonie lobaire aiguë. 2 vol.
A. Sallard. — Hypertrophie des amygdales.
G. André. — Hypertrophie du cœur.

POUR PARAITRE PROCHAINEMENT

L. Capitan. — Thérapeutique des maladies infectieuses.
Legrain. — Microscopie clinique.
Richardière. — La Coqueluche.
F. Verchère. — La Blennorrhagie chez la femme. 2 vol.
E. Barié. — Bruits de souffle et bruits de galop.
H. Gillet. — Rythmes des bruits du cœur (physiologie et pathologie).
Ménard. — La Coxalgie.
Polin et **Labit.** — Hygiène alimentaire.
Galliard. — Le Choléra.

Chaque volume se vend séparément. Relié : 3 fr. 50

HYPERTROPHIE

DU

COEUR

PAR

LE Dr G. ANDRÉ

PROFESSEUR A LA FACULTÉ DE MÉDECINE DE TOULOUSE

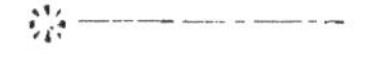

PARIS

RUEFF ET Cie, ÉDITEURS

106, BOULEVARD SAINT-GERMAIN, 106

Tous droits réservés.

HYPERTROPHIE DU CŒUR

HISTORIQUE

Il n'est peut-être pas de maladie qui ait été plus assidûment fouillée et plus ardemment discutée que l'hypertrophie du cœur, surtout au point de vue anatomo-pathologique. Les difficultés, il faut bien le dire, sont nombreuses, les causes d'erreurs variées. Les dissidences les plus profondes semblent séparer aujourd'hui encore les observateurs. Cependant, comme le dit M. Letulle, et comme il le prouve surtout dans son excellente thèse (*Recherches sur les hypertrophies cardiaques secondaires*, 1879), les questions en litige se sont élargies et l'étude de l'hypertrophie cardiaque est entrée dans une ère nouvelle.

Albertini paraît être le premier qui ait employé le mot d'*hypertrophie*. Lancisi[1] s'est servi des expressions de *cor ingens, cordis amplitudo, cor magnum*.

1. Lancisi, *De motu cordis et aneurysmatibus* (Rome, 1728).

Quoique le médecin italien n'ait qu'une fausse idée de la nature et du mode de production de ce qu'il appelle les anévrysmes du cœur, le tableau qu'il trace de leur symptomatologie est assez exact; mais, ainsi que la plupart des auteurs qui l'ont suivi, jusqu'à Corvisart, il rapporte à la dilatation des cavités des symptômes qui ne lui appartiennent pas.

Le premier livre où les maladies sont étudiées méthodiquement est celui de Senac. Il parut en 1749 et forme la sixième partie du *Traité de la structure du cœur*. Un des chapitres les plus intéressants est le viiie, qui a pour titre : *Du volume du cœur augmenté ou diminué*. On y trouve une étiologie complète des dilatations cardiaques et l'indication de quelques signes qui peuvent encore aujourd'hui servir au diagnostic. Il savait que les rétrécissements de l'aorte et de l'artère pulmonaire dilatent les ventricules, et que l'anévrysme considérable du premier vaisseau peut aussi produire cette dilatation. En 1763, Avenbrugger[1] découvre la percussion et il l'applique utilement au diagnostic de quelques maladies du cœur. Il constate que dans l'anévrysme le cœur peut prendre un volume considérable, et alors « le caractère pathognomonique est un son exactement semblable à celui d'un morceau de chair que l'on frappe ».

Nous arrivons à Corvisart[2]. Il avait traduit les

---

1. Avenbrugger, *Nouvelle méthode pour connaître les affections de la poitrine par la percussion* (traduction de Corvisart, Paris, 1808).

2. Corvisart, *Essai sur les maladies et les lésions organiques du cœur et des gros vaisseaux* (Paris, 1806).

Aphorismes d'Avenbrugger, et Bichat venait de publier ses recherches sur l'anatomie et la physiologie. La partie capitale de son livre est, sans contredit, l'étude des maladies du muscle cardiaque proprement dit. A propos des anévrysmes ou dilatations, il montre avec une admirable netteté l'influence considérable qu'exercent sur leur genèse, les lésions des valvules, des orifices et des maladies pulmonaires. C'est dans ces pages, trop oubliées de nos jours, qu'il faut encore étudier cette pathogénie. Sa fameuse division des anévrysmes en actifs et en passifs produisit une grande sensation sur le public médical de l'époque. Envisagée au point de vue des progrès qu'elle a fait faire à l'histoire de l'hypertrophie, on doit convenir que, si elle n'a pas eu une influence durable, elle a constitué néanmoins une étape des plus importantes dans l'étude de cette question. La circonstance qui frappa Corvisart fut, d'une part, la dilatation, l'épaississement, l'accroissement de la force du cœur (anévrysme actif), et, de l'autre, sa dilatation, son amincissement et la diminution de sa force (anévrysme passif).

L'anévrysme est actif, en ce sens que toutes les conditions matérielles et physiologiques s'exagèrent : la fibre s'allonge et grossit, la contractilité augmente.

Bertin, dès l'année 1811, montra dans plusieurs mémoires successifs, présentés à l'Académie des sciences, que l'hypertrophie, c'est-à-dire l'épaississement des parois, pouvait exister sans que les cavités du cœur fussent agrandies, et qu'elles pouvaient même être plus petites (hypertrophie concentrique),

Les observations citées par Bertin à l'appui de sa doctrine, et celles qui furent publiées ultérieurement, servirent à fixer définitivement ce point de la science.

Dans ces dernières années, l'étude de cette maladie a suscité de nombreux travaux. Dans le groupe des hypertrophies essentielles, on a appris, de nos jours, à connaitre l'hypertrophie de la grossesse, celle de la croissance, etc. Dans sa remarquable thèse d'agrégation sur les *hypertrophies et les dilatations cardiaques sans lésions valvulaires*, le docteur Pitres a cherché à démontrer qu'un grand nombre de maladies du cœur ne sont pas sous la dépendance de lésions valvulaires. Parmi elles, dit-il, quelques-unes sont le résultat d'obstacles mécaniques permanents à la circulation aortique ou pulmonaire, et il est bien évident que, si elles ne dépendent pas de lésions des valvules, elles se développent au moins par un mécanisme analogue. D'autres se développent sous l'influence de troubles purement fonctionnels. D'autres enfin reconnaissent pour cause des altérations anatomiques primitives du myocarde. L'étude des hypertrophies et des dilatations cardiaques indépendantes de lésions valvulaires constitue, à l'heure actuelle, un des chapitres les plus intéressants et les plus étendus de la pathologie générale du cœur. Le professeur Bernheim [1] a consacré, dans ses *Leçons de clinique médicale*, un chapitre très important et très intéressant aux troubles fonctionnels graves du cœur sans lésions valvulaires. La découverte de

____

1. *Leçons de clinique médicale* (Paris, 1877).

Bouillaud a, d'après lui, absorbé l'attention sur les lésions des valvules; cette théorie mécanique des troubles cardiaques est trop exclusive et il faut admettre l'influence des causes hygiéniques et morales sur la production de l'hypertrophie cardiaque.

Peter [1] avait déjà émis cette opinion que le *cœur* physique est doublé d'un cœur moral; d'après l'éminent clinicien, il n'y a pas que le travail physique et matériel de l'artisan qui exerce sur le cœur une action malfaisante; il est aussi l'aboutissant de toutes les émotions.

La concomitance si fréquente de la sclérose avec l'hypertrophie du cœur dans les affections rénales a suscité de nombreux travaux. Étudiée par Bright, Traube, Potain, Gull et Sutton, elle a fait l'objet de nombreuses recherches histologiques, parmi lesquelles je citerai surtout le travail de MM. Debove et Letulle [2] dans lequel la fréquence de la néphrite interstitielle est mise en relief. Il faut citer encore, sur ce même sujet, les expériences et les faits cliniques dus à M. le professeur Strauss [3] sur le rapport des lésions rénales avec l'hypertrophie du ventricule gauche. Cette hypertrophie brightique, en dehors des travaux bien connus de M. Potain, disséminés dans diverses publications, a suscité de nombreux travaux cliniques, parmi lesquels il faut citer ceux de Huchard [4],

1. *Leçons de clinique médicale*, tome Ier (Paris, 1875).

2. DEBOVE et LETULLE, *Recherches anatomiques et cliniques sur l'hypertrophie cardiaque de la néphrite interstitielle* (Archiv. gén de méd.*, mars 1880).

3. Société de biologie (1881).

4. Henri HUCHARD, *Traité clinique des maladies du cœur et des vaisseaux* (1893).

de Lecorché et Talamon [1], de Cuffer et Guinon [2], etc.
L'hypertrophie cardiaque peut reconnaître pour cause
les maladies des viscères abdominaux, de la grossesse. Les troubles cardiaques consécutifs aux affections gastro-hépatiques ont été étudiés par Potain [3],
par Picot (de Bordeaux) [4], par Constantin (Paul) [5].
M. Gangolphe, dans sa thèse (1875); M. Auguste Fabre, dans ses *Fragments de clinique médicale* (Marseille, 1881); M. Rendu, MM. Barrié, Arloing, Clément, etc., ont publié sur ce sujet d'intéressants
travaux sur lesquels j'aurai à revenir.

Les troubles gravido-cardiaques ont été étudiés
par Peter; Durosiez (*Traité clinique des maladies du
cœur*, 1891); M. Porak (Thèse de Paris, 1880), etc.
Dans la *Revue de chirurgie* (1887), M. P. Sebileau a
étudié très cliniquement l'influence des grosses tumeurs de l'abdomen sur le cœur. Enfin, M. Potain
(*Semaine médicale*, 1888) a relaté plusieurs cas
d'hypertrophie cardiaque consécutive à des lésions
du plexus brachial.

Si l'on embrasse d'un coup d'œil l'ensemble des
travaux produits sur les lésions caractéristiques de
l'hypertrophie du cœur, on peut établir l'existence
de quatre théories.

Au début, les conclusions des observateurs étaient
tranchées, absolues. Pour les uns, l'hypertrophie du

1. LECORCHÉ et TALAMON, *Traité de l'albuminurie et du mal de Bright* (1888).
2. *Revue de médecine* (1886).
3. *Semaine médicale* (1888, page 561).
4. PICOT, *Leçons de clinique médicale* (Masson. — Paris, 1884).
5. C. PAUL, *Diagnostic et traitement des maladies du cœur* (1887).

cœur consistait essentiellement en une *néoformation* des fibres musculaires, véritable *hyperplasie numérique*; pour les autres, au contraire, il s'agirait d'un accroissement plus ou moins considérable du volume des faisceaux primitifs du myocarde, d'une hypernutrition, *hypertrophie vraie* des éléments contractiles. Les deux théories se trouvaient créées de toutes pièces; dans le premier camp se rangent Vogel, Henle, qui déclarent sans hésitation que le volume des fibres musculaires ne change pas, et que la néoformation de fibres musculaires explique l'hypertrophie cardiaque. Hyrtl, Kölliker prêtent, de leur côté, à la théorie de l'hyperplasie numérique l'autorité de leurs travaux.

Rokitanski, Bamberger prônent la théorie de l'augmentation de volume des faisceaux primitifs; Virchow ne la discute même pas. Pour Hepp, l'accroissement du volume se ferait dans le rapport de 1 à 6.

Zenker accepte les deux théories, en apparence opposées : l'hypernutrition et l'hypergenèse. En France, la théorie mixte est accueillie favorablement, et les auteurs les plus récents, Parrot, Potain et Rendu, Jaccoud, Strauss, se rangent, tout en faisant leurs réserves, dans le camp des dualistes. Pour Ranvier et Cornil, on n'observerait jamais les phénomènes du développement des fibres musculaires nouvelles. Rindfleisch[1], lui, rejette l'hypernutrition, répudie l'hyperplasie numérique, et après de longues recherches il promulgue sa théorie nouvelle de l'hypertrophie du cœur. Cette théorie, qu'on pourrait

____

1. *Histologie pathologique*, page 244.

décorer du nom de *théorie des espaces*, consiste essentiellement en une *division partielle des fibres musculaires par traction*. Les fibres se bifurquent, elles forment des réseaux ou des *membranes fenêtrées*, dont les lacunes allongées, espèces de fentes, ont des dimensions très variables. Mille objections surgissent de toutes parts en présence d'une pareille théorie. M. Strauss, qui la rapporte, déclare que c'est une séduisante hypothèse, mais qu'elle est bien loin d'être démontrée.

Pour la théorie nouvelle, dont M. Letulle[1], dans son beau travail, se fait le champion, on pourrait l'appeler *la théorie des lésions complexes*. L'hypertrophie de la fibre musculaire demeure toujours le phénomène essentiel, prédominant; mais les altérations du tissu conjonctif interstitiel, les lésions de l'endocarde et du péricarde, des vaisseaux et des nerfs même doivent entrer en ligne de compte, et contribuent largement, pour leur part, à l'augmentation du poids et du volume du cœur dit hypertrophié.

J'aurai l'occasion, quand il sera question de l'anatomie pathologique, de faire de larges emprunts à l'excellente thèse de M. Letulle qui me parait être le dernier mot sur cet important sujet.

1. *Recherches sur les hypertrophies cardiaques secondaires* (Thèse de Paris, 1879).

DÉFINITION — SYNONYMIE — DIVISION

L'hypertrophie du cœur a été appelée *anévrysme actif* (Corvisart), *hypersarcose, hypercardiotrophie* (Piorry), *cor bovinum*.

La définition de cet état morbide est chose difficile. Les auteurs du *Compendium* désignent, sous le nom d'hypertrophie du cœur, l'épaississement des parois de cet organe, avec ou sans agrandissement, ou même avec diminution de ses cavités, avec conservation de la texture normale de la substance musculaire.

Parrot (*Dictionnaire Encyclopédique*) dit que le cœur est hypertrophié, toutes les fois que son muscle a subi une augmentation de volume partielle ou générale.

Friedreich[1] entend par hypertrophie du cœur une augmentation de la substance musculaire du cœur. Elle est produite par un accroissement de la nutrition et une exagération de volume des fibres primitives, peut-être aussi par une multiplication numérique de ces fibres.

Wurtz[2] définit la maladie l'augmentation de volume du cœur, due à l'hyperplasie du myocarde. L'hypertrophie peut être *pure*, sans sclérose ou accompagnée de sclérose.

1. *Traité des maladies du cœur*, traduct. Lorber et Doyon (1875).
2. *Manuel de médecine* (Debove et Achard, tome II, 1895).

Il est aisé de voir que toutes ces définitions ne visent que le côté anatomo-pathologique, et que, partant, elles sont notoirement insuffisantes pour le clinicien.

Voici celle que je propose, à mon tour, sans me dissimuler combien elle peut prêter le flanc à la critique :

L'hypertrophie du cœur est constituée par l'augmentation de volume et de poids de l'organe, générale ou partielle, due à l'hyperplasie, à l'hypernutrition des fibres musculaires, avec altération fréquente du tissu conjonctif interstitiel, des vaisseaux et des nerfs, et se traduisant à l'extérieur par un choc plus ou moins intense et par un abaissement marqué de la pointe.

Une division fondamentale, division dont l'importance clinique est acceptée par le plus grand nombre des observateurs, consiste à classer les hypertrophies cardiaques en deux grands groupes : les hypertrophies primitives, c'est-à-dire indépendantes de toute lésion circulatoire, et les hypertrophies secondaires ou deutéropathiques, produites à la suite d'une altération quelconque des membranes du cœur, des artères, des poumons ou des reins, quelle que soit, en effet, la cause originelle du surcroît de travail imposé au cœur hypertrophié. Secondairement, cette cause sera nécessairement un état pathologique permanent, souvent même progressif. C'est surtout dans le chapitre consacré à l'étiologie que je chercherai à établir une classification basée sur les données les plus récentes de la clinique et de l'anatomie pathologique.

ANATOMIE PATHOLOGIQUE

L'hypertrophie du cœur s'annonce, comme il a déjà été dit, par l'augmentation du volume et du poids. Mais où trouver le volume et le poids normal du cœur du sujet qu'on examine? Ce poids varie avec l'âge, il s'accroît avec la taille, s'accroît par certaines professions; le cœur engraisse ou maigrit avec le reste du corps, etc.

Voici le poids du cœur d'après divers auteurs :

Meckel[1].	318 grammes	
Lobstein	281 —	à 512
Cruveilhier.	250 —	à 500
Bouillaud.	250 —	à 281

Benecke, dont les recherches sont d'une importance extrême, a remarqué que le poids du cœur de l'enfant nouveau-né a doublé à la fin de la seconde année. De deux à cinq ans, il double encore une fois. De cinq à quinze ans, le développement se fait lentement, de manière à atteindre le volume de 150 à 160 centimètres cubes. Pendant la puberté, de quinze

1. *Traité d'anatomie*, t. II. p. 251.

à vingt ans, il se fait une rapide augmentation de volume du cœur qu'il évalue à 100 centimètres cubes au moins. Après la puberté, le cœur augmente lentement jusqu'à l'âge de cinquante ans avec une augmentation annuelle de 1 centimètre cube à 1 centimètre cube 1/2. A partir de cinquante ans, il se fait une petite diminution progressive qui augmente après l'âge de soixante-dix ans.

Sous le rapport de l'influence du sexe, Benecke remarque qu'elle est peu marquée jusqu'à l'âge de sept ans. De sept à quinze ans, le développement du cœur chez les filles est un peu plus grand que chez les garçons. Après cela, le développement du cœur des femmes est toujours un peu inférieur à celui des hommes.

Quant au volume, il a été déterminé, d'une manière approximative, par Bizot[1], dans les chiffres suivants :

De 10 à 15 ans, 77 millim. en longueur, 84 millim. en largeur.
De 16 à 29 — 94 — 105 —
De 30 à 49 — 98 — 107 —
De 50 à 75 — 105 — 119 —

Les chiffres sont un peu plus faibles chez la femme.

D'après Bizot, le développement du cœur ne serait complet qu'à vingt-neuf ans. A partir de ce moment, il cesserait de s'accroître en longueur, mais il ne cesserait pas de s'accroître en largeur, et la largeur irait en augmentant peu à peu jusqu'à la fin de la vie.

1. *Recherches sur le cœur et le système artériel* (*Mémoires de la Société médicale d'observation*, t. I, 1837).

Bizot a montré que si l'on compare entre eux les deux ventricules, la largeur et la longueur moyenne du ventricule droit dépassent de beaucoup la largeur et la longueur moyenne du ventricule gauche dans tous les âges et dans les deux sexes. Il a montré également que l'augmentation de capacité dans la vieillesse est réelle, qu'elle se fait dans les deux cavités. Ainsi, à toutes les époques de la vie, le ventricule droit est plus grand que le gauche.

Ces données se trouvent confirmées par les recherches récentes de M. Ducastel[1] qui ont été faites dans le but de comparer le poids et la capacité des ventricules droit et gauche; les recherches, au nombre de soixante-deux, ont porté à la fois sur des maladies variées et sur des maladies du cœur.

Quant au rapport entre la capacité de l'oreillette comparée à celle du ventricule, Legallois pensait que l'oreillette est plus petite que le ventricule, et Bouillaud les donne comme égales. MM. Robin et Hiffelsheim sont de l'avis de Legallois et admettent que l'oreillette est plus petite que le ventricule, mais ils reconnaissent que la différence augmente avec l'âge et s'observe surtout à gauche.

L'épaisseur du ventricule gauche chez l'adulte, atteint à peine 10 à 12 millimètres, et celle du droit 4 ou 5; aussi quand la paroi du premier dépasse 15 millimètres, et celle du second 7, on peut affirmer qu'il s'agit d'un état pathologique.

Mais ce sont là des chiffres minima, et l'on a

---

1. *Recherches sur l'hypertrophie et la dilatation des ventricules du cœur* (*Archiv. gén. de méd.*, 1880).

cité des cas où le ventricule gauche avait 5 et même 4 centimètres d'épaisseur.

Dans aucune circonstance, le droit ne prend des proportions aussi considérables. Il y a hypertrophie des oreillettes, quand leur épaisseur dépasse 4 millimètres.

Bertin[1] a introduit dans l'étude de l'hypertrophie cardiaque une division tour à tour combattue et acceptée, et qui, aujourd'hui, compte encore un certain nombre de partisans. Elle consiste à considérer trois variétés de la lésion. La *simple*, dans laquelle l'épaisseur des parois est augmentée, avec conservation de la capacité naturelle des cavités; l'*excentrique*, dans laquelle les parois sont plus épaisses et les cavités plus amples; la *concentrique*, dans laquelle une augmentation de l'épaisseur des parois coïncide avec un rétrécissement des cavités. Les deux premières variétés ont été généralement admises et la troisième est la seule qu'on ait discutée. Elle était généralement acceptée, lorsqu'en 1855, dans l'article HYPERTROPHIE *du Dictionnaire de médecine et de chirurgie pratiques*, Cruveilhier en contesta l'existence, disant que l'épaisseur des parois, proportionnellement considérable et l'effacement des cavités, sont le résultat du genre de mort; car l'on constate ce double phénomène au plus haut degré, chez les suppliciés et les individus ayant succombé à une mort violente. Pour s'en convaincre, ajoute l'illustre anatomo-pathologiste, il suffit de constater avec quelle facilité les ventricules sans cavité pro-

---

1. BERTIN et BOUILLAUD, *Traité des maladies du cœur et des gros vaisseaux* (Paris, 1824).

prement dite, se laissent dilater par l'introduction d'un ou plusieurs doigts. M. Dechambre accepta et défendit l'opinion de Bertin, c'est-à-dire l'existence de l'hypertrophie concentrique ; plus tard, il devint moins affirmatif. Le procès a été vivement poursuivi par un certain nombre d'auteurs très autorisés. M. Parrot se demande notamment, si dans certains cas qualifiés d'hypertrophie concentrique, il ne s'agissait pas d'un certain degré de cardite chronique. Les travaux récents d'Hippolyte Martin[1], de Weber[2] et de Huchard sur l'artério-sclérose du cœur paraissent démontrer le bien-fondé de l'opinion de Parrot. M. Letulle avoue n'avoir jamais rencontré un cas indéniable d'hypertrophie concentrique. En somme, l'appréciation exacte de l'hypertrophie cardiaque, repose sur l'état comparatif du poids et du volume de l'organe, de l'épaisseur de ses parois auriculaires et ventriculaires, et au besoin même de la capacité de ses cavités.

Dans l'hypertrophie, le poids variera en général, de 400 à 700 grammes. Rarement de 1 kilogramme, il sera exceptionnellement de 2 kilogrammes ; quand le cœur pèse davantage, c'est qu'il y a des caillots dans les cavités. Quant aux dimensions, elles seront augmentées d'une façon variable. Les dimensions d'un cœur de 500 grammes seront de 56 centimètres de circonférence, 15 de hauteur et 24 de largeur.

Un autre problème se présente maintenant. L'hyper-

---

1. H. MARTIN, *Scléroses dystrophiques* (*Revue de médecine*. 1881).
2. WEBER, *Contribution à l'étude anatomo-pathologique de l'artério-sclérose du cœur* (Thèse de Paris, 1887).

trophie peut se montrer avec ou sans dilatation des cavités. Mais la réciproque est-elle vraie? La dilatation peut-elle exister sans hypertrophie? Constantin Paul croit qu'il y a toujours hypertrophie. Cela résulte aussi des chiffres donnés par M. Du Castel, dans lesquels l'emphysème s'est accompagné d'une augmentation de poids du ventricule droit. Mais il est nécessaire que de nouvelles recherches soient faites sur ce point.

Lorsque l'hypertrophie est marquée, le cœur est augmenté de volume et sa forme changée; celle-ci est moins pyramidale et plus conique; elle tend à se rapprocher de la forme du cœur des animaux, la forme pyramidale à trois faces étant le propre de la station bipède. Cette augmentation de volume entraine un refoulement de tous les organes voisins. Le diaphragme cède peu à peu sous le poids du cœur, la pointe descend dans le sixième et exceptionnellement dans le septième espace intercostal. M. Parrot dit l'avoir vue dans le huitième espace. Sur les côtés, il refoule les poumons. La pointe s'éloigne de plus en plus de la ligne médiane, attendu que l'insertion de la veine cave ne permet pas au cœur de s'étendre vers la droite. Ainsi, lorsque la lésion est très caractérisée, tout est modifié dans l'état du cœur, depuis sa forme et ses dimensions, jusqu'à sa place et aux rapports qu'il affecte avec la partie voisine. De ces divers changements, il résulte que la face antérieure est plus immédiatement en rapport avec la paroi thoracique.

La déformation de l'hypertrophie partielle est plus considérable que lorsque l'organe tout entier est atteint, et souvent il faut une certaine attention pour reconnaître ses différentes parties.

La lésion porte-t-elle sur le ventricule gauche, il semble à lui seul constituer le cœur; et l'on croirait que le droit n'en est qu'un appendice. En effet, sur une coupe pratiquée perpendiculairement à l'axe, à peu près au niveau de la région moyenne, la cavité droite représentée par une fente, enveloppe, à la manière d'un croissant, la saillie demi-cylindrique de la cloison, que le ventricule gauche paraît avoir absorbée à son profit. La base est plus épaisse que la pointe, et le maximum de la lésion est entre ces deux régions extrêmes, excepté dans quelques cas d'insuffisance aortique. Si le ventricule droit est atteint, il forme à lui seul la pointe du cœur, qui est plus arrondie. L'organe tout entier est élargi, tend à prendre une forme globuleuse et la base et la pointe sont plus épaissies que la partie moyenne. Dans certaines hypertrophies avec dilatation considérable de l'oreillette gauche, la masse cuboïde qu'elle forme, surtout lorsqu'elle est remplie de caillots, l'emporte, à ce point, sur les autres compartiments, qu'ils semblent atrophiés. Les oreillettes sont beaucoup moins souvent hypertrophiées que les ventricules. On a vu, cependant, dans quelques cas, l'oreillette gauche, atteindre 6 millimètres d'épaisseur, le triple de l'épaisseur normale.

Examen microscopique. — Pour M. Letulle (*loc. cit.*), il paraît indiscutable que les faisceaux primitifs du cœur subissent des modifications importantes. Mais l'hypernutrition ne porte pas également sur la totalité des faisceaux primitifs. Souvent, on trouvera sur les différentes coupes, à côté d'un ou plusieurs faisceaux épaissis, plusieurs autres faisceaux primitifs, dont les dimensions normales contrasteront avec le volume considérable des premiers.

C'est l'appréciation mathématique du volume des faisceaux primitifs qui, seule, donne le degré de l'hypernutrition. Au lieu de trouver au plus grand nombre des faisceaux primitifs le diamètre normal et moyen, 12 μ., 15 μ., 20 μ., on constate que certaines fibres ont 22 μ., 25 μ., 27 μ. et même, quoique plus rarement, 30 μ., chiffre énorme, exceptionnellement dépassé. Chose remarquable, il est fréquent de rencontrer, au sein même des régions les plus accrues de volume, un nombre quelquefois notable de petits faisceaux primitifs isolés, ou agglomérés dans les faisceaux secondaires. Ces faisceaux primitifs dont le diamètre peut descendre à 9 μ., 6 μ., 5 μ. et même jusqu'à 3 μ., sont parfaitement normaux. Il s'agit probablement de la surface de section des branches anastomotiques des faisceaux primitifs. A une époque plus avancée de la maladie, lorsque des désordres graves sont survenus dans la structure intime du cœur, il est de règle de rencontrer un grand nombre de faisceaux primitifs, petits, mais atrophiés manifestement, soit par dégénérescence graisseuse, soit par suite de la myocardite interstitielle qui s'est développée autour d'eux.

La *forme* des faisceaux primitifs est remarquable dans les premiers temps de l'hypertrophie, si l'on accepte avec Robin que les faisceaux normaux offrent sur les coupes transversales une forme légèrement polygonale ; par suite de la pression réciproque exercée par les masses voisines, dans l'hypertrophie, les faisceaux volumineux ont une tendance générale à prendre une forme arrondie et même ovoïde, pour les plus gros faisceaux du moins. La *structure* du faisceau primitif hypertrophié n'offre d'ailleurs de remarquable que le volume dudit faisceau. — Les fibrilles primitives qui mesurent 1 μ de diamètre sur les cœurs sains n'éprouvent aucune modification appréciable.

Les *noyaux* intra-musculaires des faisceaux primitifs présentent toutefois des déformations fréquentes ; on peut constater que les noyaux intra-fasciculaires, au lieu d'offrir une forme oblongue plus ou moins ovoïde, parfois cylindrique, sont considérablement déformés, tantôt allongés, presque fusiformes, tantôt cylindroïdes, mais manifestement renflés en massue à leurs deux extrémités. Dans une coupe transversale, le noyau apparaît irrégulier, dentelé ; ailleurs ces noyaux semblent comme boursouflés, tuméfiés, présentant des bourgeonnements rappelant l'aspect mûriforme de certains noyaux néoplasiques.

D'ailleurs, en se déformant, ils ont augmenté de volume, et l'on peut noter des dimensions considérables ; ils peuvent atteindre jusqu'à 15 et 16 μ dans leur plus grande largeur. M. Letulle insiste sur ce fait capital, qu'il n'existe jamais une multiplication manifeste des noyaux musculaires. Ranvier et Cornil ont d'ailleurs fait remarquer l'absence de multiplication de la cellule musculaire dans le développement normal des muscles.

Les faisceaux primitifs sont constitués par de véritables cellules musculaires reliées bout à bout par un ciment intercellulaire, raies d'Eberth, dont l'existence est facilement décelée par l'acide chromique ou le nitrate d'argent, ou même plus simplement par le séjour prolongé dans la glycérine ; or, on aperçoit parfois des faisceaux primitifs segmentés, et il est facile d'établir que les lignes de section passent exactement par les raies d'Eberth. Renaut et Landouzy[1] ont démontré l'origine et la nature de ces segmentations du myocarde dans l'asystolie.

Dans la période de *déchéance organique*, l'hypertrophie est arrêtée dans son évolution, et tous les éléments constitutifs du cœur subissent des altérations progressives.

C'est en vertu de ces désordres anatomiques que s'accuse l'incurabilité absolue des vieilles affections organiques du cœur. Surmené par un travail chaque jour de plus en plus exagéré, altéré encore par suite des troubles circulatoires qu'il ne peut vaincre, le cœur dégénère, se laisse envahir par l'atrophie, la stéatose et la cirrhose et meurt enfin.

Il est impossible de concevoir l'hypernutrition d'un muscle, sans accepter un apport plus abondant des substances nutritives, grâce à une hyperhémie active et d'ordre réflexe. Il résulte de cela une hyperhémie interstitielle active et une irritation persistante de la fibre musculaire, aussi bien que de la trame conjonctive environnante. Cette congestion active gorge de sucs nutritifs, au début du moins, le tissu cellulaire et les muscles : le

1. Société de Biologie. 1877.

tissu conjonctif réagit à sa façon; l'hypergenèse des éléments cellulaires interstitiels en est la conséquence. Or, là est le danger; ce tissu prolifère et la myocardite interstitielle devient inévitable. Elle se produira, en effet, exagérée encore, plus tard, par la stase sanguine et lymphatique; elle écrasera le muscle hypertrophié et l'atrophiera comme dans tous les organes où apparaissent des hyperplasies interstitielles. Ajoutons à cela que souvent l'hypergenèse cellulaire interstitielle résultera sur quelques points d'une endocardite ou d'une péricardite propagée; d'autre part les vaisseaux, parfois altérés dès le début, auront déterminé autour d'eux une périartérite qui retentit sur la vitalité des faisceaux musculaires adjacents.

Ces considérations nous expliquent comment le poids du cœur dans l'hypertrophie ne dépasse pas un chiffre maximum relativement peu élevé en proportion de son poids initial. Le cœur hypertrophié à l'extrême (*cor bovinum*) ne s'élève guère au delà de 1000 grammes. On a cité, il est vrai, des chiffres monstrueux (O'Brien Bellingham, 5 livres), mais on peut s'en référer à la compétence de Bouillaud, pour qui les chiffres dépassant 1 kilogramme ne sauraient être acceptés. Pourquoi cette limite fixe, en somme, sinon parce que le cœur est altéré régulièrement dans sa masse à mesure qu'il augmente de volume? L'hypothèse de l'hypertrophie cardiaque *indéfiniment progressive* n'est pas soutenable. La cirrhose cardiaque secondaire débute à une époque variable de la maladie. Tardive en général, mais progressive, lorsqu'elle ne se rattache pas à l'artérite chronique du cœur, elle est, au contraire, très hâtive dans le cas de lésions vasculaires contemporaines du début de l'hypertrophie. Cette cirrhose secondaire est diffuse, en ilots; ses conséquences sont remarquables : à mesure que l'hypertrophie se produit, bien loin de diminuer la capacité des cavités cardiaques, elle l'augmente. Les parois du cœur sont, en effet, distendues par le sang; or le muscle résiste bien au début, mais il est bientôt entouré par un tissu conjonctif hyperplasié, puis fibreux, et les parois cardiaques perdant, malgré leur accroissement de volume, une partie de leur élasticité, cèdent sous l'effort continu qui les distend. C'est le tissu conjonctif interstitiel du cœur qui assure ainsi la dilatation des cavités.

Il ne faut pas confondre ici la myocardite interstitielle chronique primitive dont l'origine est discutable, mais dont l'existence est bien démontrée, avec la cirrhose secondaire.

Je dois parler maintenant d'un problème plus délicat, plus discutable et à propos duquel le dernier mot n'est certainement pas dit; je veux parler de l'hypertrophie brightique. A propos de l'étiologie et de la pathogénie, j'aurai à discuter les diverses théories par lesquelles on explique l'hypertrophie cardiaque dans la néphrite interstitielle, mais je désire dire quelques mots sur l'anatomie pathologique du cœur brightique. Cette question a été magistralement traitée en 1880 par MM. Debove et Letulle[1].

Pour M. Huchard (*loc. cit.*), dans l'artério-sclérose

---

1. *Archiv. gén. de méd.* (1880, p. 275).

du cœur, qu'elle existe ou non, avec une néphrite artérielle, le cœur est habituellement *hypertrophié* et dilaté. Or, une question se présente : la dilatation précède-t-elle l'hypertrophie, ou est-ce l'hypertrophie qui précède la dilatation? Le plus souvent, d'après M. Huchard, c'est la seconde éventualité qui se produit, surtout dans les cas d'artério-sclérose généralisée; et si le cœur s'hypertrophie, c'est parce qu'il lutte d'abord contre les obstacles circulatoires de la périphérie dus à la sclérose des petites artères; il ne se dilate ensuite qu'à une période plus avancée, lorsque les lésions des artères coronaires portent atteinte à sa nutrition. Cette explication rend compte de l'apparente contradiction d'une hypertrophie du myocarde coexistant avec le processus scléreux, lequel est cependant d'essence atrophiante; car, dans tous les cas d'artério-sclérose cardio-rénale, la même maladie produit à la fois, l'*atrophie* des reins et l'*hypertrophie* du cœur. Pourquoi donc, pour le même processus anatomique, l'atrophie sur un viscère et l'hypertrophie sur l'autre? La raison en serait celle-ci : si le cœur augmente toujours de volume, c'est parce qu'il est un organe musculaire et qu'il trouve dans sa constitution anatomique les éléments d'une compensation suffisante, ce qui ne peut pas être pour le rein. Mais cette compensation est le plus souvent antérieure à ses lésions scléreuses. Weber a donc eu raison de dire, dans sa thèse, que l'hypothèse d'un stade hypertrophique précédant le stade scléro-atrophique, est à la fois logique et vraisemblable. M. Huchard n'admet pas absolument l'opinion, dont nous parlerons bientôt de MM. Debove et Letulle, affirmant que l'hyperplasie conjonctive, par suite de la gêne apportée à l'action des fibres musculaires, est la principale cause de l'hypertrophie du cœur. En un mot, le myocarde, avant de lutter contre « cet obstacle intra-pariétal du cœur », a déjà subi une hypertrophie plus ou moins considérable, parce qu'il a eu à lutter contre des obstacles périphériques, constitués par l'artério-sclérose généralisée. Néanmoins, M. Huchard ne révoque pas en doute cette hypertrophie cardiaque d'origine intra-pariétale, et il l'assimile même à l'hypertrophie de la couche moyenne du système artériel, lésion que Johnson avait eu tort d'attribuer à l'artérite elle-même, et qui est seulement la conséquence des efforts de la tunique musculaire des artères, obligée de lutter contre les obstacles créés par l'endartérite oblitérante

Par une contradiction singulière, après avoir admis ce stade hypertrophique dans l'artério-sclérose du cœur, M. Huchard, parlant des altérations histologiques des fibres musculaires, ne mentionne en aucune façon leur hypernutrition. Il signale l'atrophie simple, la transformation vésiculaire au vacuolaire, l'état fendillé, la dégénérescence granulo-pigmentaire, la dégénérescence amyloïde, la segmentation musculaire et enfin la transformation vitreuse ; mais il n'est pas question de lésions hyperplasiques, semblables à celle que M. Letulle a décrite.

Pour MM. Debove et Letulle (*loc. cit.*), le développement du tissu conjonctif qui caractérise la néphrite interstitielle n'est pas limité au rein ; les recherches de Gull et Sutton, confirmées par leurs travaux, montrent qu'il peut être observé dans divers organes. Il atteint son maximum de développement dans le cœur et le rein. Dans la néphrite interstitielle, on observe des lésions du tissu conjonctif cardiaque qui est beaucoup plus abondant qu'à l'état normal. L'affirmation de MM. Debove et Letulle est basée sur l'examen macroscopique et microscopique de sept cœurs hypertrophiés.

La sclérose du cœur est difficile à reconnaître à l'œil nu ; cependant elle est parfois assez évidente pour être reconnue, sans l'emploi d'aucun réactif, dans l'épaisseur des piliers du ventricule gauche, où elle atteint son maximum. Après un traitement par l'acide chromique, la gomme et l'alcool, il est facile de reconnaître que les travées conjonctives qui séparent les fibres musculaires présentent une épaisseur beaucoup plus considérable qu'à l'état normal. Dans certains points, ce tissu forme de véritables plaques fibreuses d'étendue et de configuration variables au milieu desquelles apparaissent des fibres musculaires en voie d'atrophie. *L'hypertrophie ne porte donc pas simplement sur le tissu musculaire, mais simultanément sur le tissu conjonctif.*

La néoformation conjonctive débute par les vaisseaux : c'est d'abord une périartérite, puis, cette lésion progressant, il devient difficile de reconnaître exactement son point de départ.

Il paraît rationnel d'admettre, d'après ces deux auteurs, que l'hyperplasie conjonctive est la cause de l'hypertrophie musculaire. Elle gêne l'action des fibres musculaires ; celles-ci obligées de se contracter plus énergiquement, s'hypertrophient par un mécanisme analogue à celui qui est généralement admis pour les affections cardiaques d'origine valvulaire. La différence serait dans le siège de l'obstacle valvulaire, c'est-à-dire cavitaire, dans un cas, et intrapariétal dans l'autre. Le cœur droit est atteint secondairement; mais cette extension des lésions au cœur droit n'est généralement pas acceptée par les médecins français qui semblent croire que le cœur gauche est seul affecté. Ces altérations étaient pourtant connues de Bright, ainsi qu'on pourra s'en assurer en parcourant le tableau de cent observations jointes à son mémoire. Ces faits n'ont pas échappé à la sagacité de M. Rendu[1]. « Pour peu, écrit-il dans son remarquable travail, que l'affection soit de longue date, l'hypertrophie ne s'en tient pas là, et tout le cœur participe à la dilatation du ventricule; il devient énorme et les oreillettes notamment sont presque aussi distendues que dans les cas les plus prononcés de rétrécissement mitral. C'est, en un mot, le type des hypertrophies simples du cœur. »

---

1. *Etude comparative des néphrites chroniques* (Thèse d'agrégation, Paris, 1878, p. 150).

ÉTIOLOGIE ET PATHOGÉNIE

Les causes de l'hypertrophie cardiaque sont nombreuses et méritent toutes d'être longuement analysées. Je ne connais pas d'ailleurs de question plus importante, et plus intéressante que celle de l'étiologie et de la pathogénie de cette maladie. Elle constitue une étude de premier ordre, surtout pour faciliter le diagnostic ; car il est certain que les nombreux travaux qui ont surgi dans ces dernières années ont singulièrement déblayé le terrain des vraies cardiopathies et éviteront, à l'avenir, aux praticiens, de regrettables erreurs au point de vue du pronostic et du traitement.

Hypertrophies essentielles. — Elle se rencontrent, à titre de complications, dans un certain groupe d'états morbides parmi lesquels il faut signaler : les palpitations simples, la maladie de Basedow, les accidents de croissance, certaines névrites, la grossesse, les tumeurs abdominales et les déformations de la cage thoracique. Je range parmi les hypertrophies cardiaques consécutives aux palpitations simples celles qui reconnaissent pour origine des causes hygiéniques et morales. Des faits de ce genre sont d'une très grande fréquence ; on rencontre dans la pratique, plus souvent qu'on ne pourrait le penser, d'après les livres sur la pathologie du cœur, des cas de maladies cardiaques sans lésion valvulaire, ou dans lesquelles la lésion valvulaire ne joue qu'un rôle secondaire, sans parler ni des myocardites, ni des péricardites. Le professeur Bernheim[1] et le professeur Pitres[2] ont étudié ces cardiopathies avec un grand sens clinique. Tout praticien rappelant ses souvenirs, tout médecin d'hôpital se remémorant les autopsies de maladies de cœur qu'il a pratiquées, arrivent à cette opinion que le nombre des obstacles valvulaires réels, primitifs du cœur, tout considérable qu'il est, ne l'est pas autant qu'on se l'imagine généralement. Il existe, en réalité, une série de maladies du cœur qui, se traduisant d'abord par de l'hypertrophie simple, aboutissent aux phénomènes de l'asystolie aiguë ou chronique. La grande découverte de Bouillaud sur la coïncidence du rhumatisme avec les affections valvulaires du cœur, avait absorbé toute l'attention des cliniciens dans l'étude des obstacles organiques siégeant aux orifices et de leurs conséquences. On en est venu à nier complètement toute maladie primitive du cœur, en dehors de l'endocardite, de la péricardite ou de la myocardite. Pourtant Corvisart avait déjà signalé des causes multiples ; les coups, les chutes, les contusions, la course, la lutte, les efforts pour soulever des fardeaux, l'insufflation dans les instruments à vent, l'abus des liqueurs spiritueuses, les plaisirs de

1. *Leçons de clinique médicale* (1877).
2. Thèse d'agrégation (Paris, 1878).

l'amour, les erreurs dans le sommeil, la veille, le repos, l'exercice. Mais de toutes les causes, les plus puissantes d'après lui, sont sans contredit, les affections morales. Aucune affection morale, en effet, ne peut être éprouvée sans que le mouvement du cœur soit renforcé, accéléré, ralenti, affaibli ou troublé. Les scènes sanglantes de la Révolution, les bouleversements des fortunes, les émotions, les chagrins qui en furent la suite, lui fournirent une preuve de l'influence des affections morales sur le développement des maladies du cœur.

« La tradition, dit Beau [1], et surtout l'observation forcent à reconnaître l'existence des affections cardiaques caractérisées seulement par des dilatations, avec ou sans hypertrophie, qui font périr les malades avec tous les symptômes rationnels des rétrécissements valvulaires, et qui peuvent résulter seulement de l'action des causes morales. »

Il cite à ce propos l'observation d'un homme de cinquante ans qui avait éprouvé une émotion vive par la peur d'être écrasé. Au bout de deux mois déjà, face bouffie, lèvres violettes, bruits du cœur irréguliers; quelques semaines après il succombe; à l'autopsie, on trouve un cœur très augmenté de volume; les quatre cavités sont dilatées et hypertrophiées; il n'y a ni rétrécissement, ni insuffisance aux orifices.

Qu'il me soit permis de citer, encore à ce propos, une page de Claude Bernard [2] :

---

1. BEAU, *Traité expérimental et clinique d'auscultation* (Paris, 1856).

2. *Leçons sur les propriétés des tissus vivants* (Paris, 1866, p. 468).

« Quelquefois, dit l'illustre pathologiste, un mot, un souvenir, la vue d'un événement, éveillent en nous une douleur profonde. Ce mot, ce souvenir, ne sauraient être douloureux par eux-mêmes, mais seulement par les phénomènes qu'ils provoquent en nous. Quand on dit que le cœur est *brisé par la douleur*, il se produit des phénomènes réels dans le cœur. Le cœur a été arrêté, si l'impression douloureuse a été trop soudaine : le sang n'arrivant plus au cerveau, la syncope et les crises nerveuses en sont la conséquence. On a donc bien raison, quand il s'agit d'apprendre à quelqu'un une de ces nouvelles terribles qui bouleversent notre âme, de ne la lui faire connaître qu'avec ménagement.

« Quand on dit qu'on a le *cœur gros* après avoir éprouvé des émotions pénibles, cela répond encore à des conditions physiologiques particulières du cœur. Les impressions douloureuses prolongées, devenues incapables d'arrêter le cœur, le fatiguent et le lassent, retardent les battements, prolongent la diastole et font éprouver dans la région précordiale un sentiment de plénitude ou de resserrement. »

L'innervation du cœur est complexe et imparfaitement connue. On croit que la moelle présente à sa partie supérieure deux centres nerveux pour les mouvements du cœur : un centre moteur ou accélérateur dont l'influence est transmise à cet organe par le grand sympathique ; un centre d'arrêt ou modérateur dont l'influence lui est transmise par le nerf vague. Chacun de ces centres peut être influencé d'une façon réflexe par des impressions émanant de tous les points de l'organisme : le centre accélérateur est en rapport avec les nerfs sensitifs généraux (influence de la douleur, de la faradisation, etc.) et avec les nerfs cérébraux (influence des émotions, etc.); le centre du nerf vague est influencé par des fibres centripètes ou sympathique du cou et de la région abdominale, dont l'excitation ralentit le cœur. Outre ces deux centres médullaires, le cœur présente dans son tissu des ganglions intrinsèques dont les uns paraissent agir comme centres d'arrêt et sont probablement en connexion avec les filets du pneumogastrique, dont les autres sont centres accélérateurs et correspondent aux filets du grand sympathique.

Ajoutons encore à tout cela l'innervation vasomotrice des artères; ajoutons enfin l'influence du nerf dépresseur de Cyon, ce rameau sensible du pneumo-gastrique qui prend sa naissance dans le cœur, et dont l'excitation détermine par voie centripète réflexe une paralysie vaso-motrice de la circulation périphérique et une diminution considérable de la pression artérielle, ce qui, réagissant sur le cœur, lui permet de diminuer l'énergie de ses contractions.

On voit combien sont nombreuses et difficiles à analyser les influences nerveuses diverses qui peuvent agir sur le cœur.

Au point de vue mécanique, le cœur est relié aux deux systèmes d'irrigation dont il ne saurait être distrait. Double pompe aspirante et foulante, il lance le sang d'une part au sommet des deux cônes artériels de la grande et de la petite circulation; il l'aspire d'autre part du sommet des deux cônes veineux qui terminent ces deux circulations.

On conçoit maintenant que tout trouble qui surviendra, soit dans l'innervation qui règle le rythme du cœur, soit dans l'appareil vasculaire double qui forme avec lui un tout continu, que tout trouble survenu dans l'un ou l'autre de ces domaines, pourra retentir sur le centre cardiaque lui-même, et on conçoit ainsi pourquoi cet organe peut fonctionner anormalement, sans qu'on découvre sur lui aucune altération organique; celle-ci existe dans les annexes du cœur, si elle n'existe pas dans le cœur lui-même.

Quand une pompe aspirante et foulante a son jeu troublé, la faute n'est pas toujours à la pompe, qui peut être intacte et sans altération, c'est quelquefois le moteur (machine à vapeur, chaudière, régulateur) qui lui envoie et gradue sa force motrice, dont l'un des éléments est altéré, ou ce peut être dans le parcours des tuyaux par lesquels l'eau circule que réside l'obstacle, cause de l'altération fonctionnelle de la pompe. Le rôle du mécanicien est de chercher dans tous ces organes la cause qui trouble le jeu de la pompe. Bien plus difficile est le rôle du clinicien qui a pour tâche de chercher le point de départ d'une perturbation fonctionnelle du cœur, soit dans le système nerveux complexe qui en règle les mouvements, soit dans l'appareil vasculaire ramifié à travers tous les viscères de l'organisme. La plus grande partie de ce mécanisme mal élucidé échappe aux investigations du clinicien.

Et d'abord, la fonction du cœur peut s'altérer par suite d'affections des centres nerveux qui intéressent directement son innervation centrale. Dans un travail publié par Huguier, en 1854, dans les *Archives de médecine*, page 202, on lit : « Ce n'est plus aujourd'hui un point de doute pour nos physiologistes et nos pathologistes modernes que l'action de la moelle sur les mouvements du cœur. »

À l'appui de cette assertion, Huguier rapporte une observation de ramollissement de la moelle épinière dans laquelle la malade succomba dans l'asphyxie ; à l'autopsie on trouva une simple hypertrophie du cœur et un ramollissement entre la dernière vertèbre cervicale et la première dorsale.

Dans son *Traité des maladies de la moelle épinière*, Ollivier rapporte deux cas pareils.

Dans ces dernières années, l'attention s'est de nouveau portée sur les troubles fonctionnels du cœur sans lésions valvulaires, déterminés par des causes autres que le rhumatisme, par des causes hygiéniques morales. Ce furent surtout les médecins militaires anglais et américains qui signalèrent dans les armées en campagne la fréquence des affections du cœur.

Récemment Mac-Lean, Myers, Moinet, en Angleterre, Dacosta, Treadwell, en Amérique, ont appelé de nouveau l'attention sur l'énorme fréquence de ces maladies cardiaques chez les soldats en marche. Pendant la guerre de Sécession, dit Treadwell[1], on exempta du service militaire, pour les affections cardiaques, 10656 blancs et 161 nègres, c'est-à-dire environ 55 pour 1000 des hommes exempts. Sur 2477 invalides, Treadwell trouva 199 cardiaques ; sur ce nombre, 49 présentaient dans leurs antécé-

1. Boston, *Medic. and surgic. Journal*, sep. 1872.

dents des rhumatismes ou des traumatismes qui pouvaient expliquer le développement de l'affection cardiaque; chez les 150 autres on ne put trouver comme cause de la maladie du cœur que le surmènement.

Dacosta[1] a recueilli près de 300 observations dans la guerre d'Amérique. Voici le tableau clinique de la maladie telle que la résume Dacosta lui-même : « Un homme qui, depuis quelques mois, fait son service militaire, est pris de diarrhée qui lui est pénible, mais qui n'est pas assez grave pour le rendre incapable de continuer son service. Après avoir souffert de la diarrhée ou de la fièvre et fait un court séjour à l'hôpital, il reprend son service et se soumet de nouveau aux fatigues de la vie des camps. Bientôt il s'aperçoit qu'il ne les supporte plus aussi bien : il perd l'haleine et ne peut plus se mettre au pas avec ses camarades ; il est pris de vertiges, de battements de cœur et de douleurs dans le thorax, son équipement lui paraît trop lourd, cependant il conserve un air de bonne santé. Il demande des secours au médecin de son régiment qui le déclare incapable de continuer son service, et l'envoie à l'hôpital. Là, on constate l'activité exagérée de son cœur, malgré une apparence de bonne santé. Les troubles digestifs disparaissent, mais l'éréthisme cardiaque persiste, et ce n'est que peu à peu que l'organe surexcité revient à son fonctionnement normal; ou bien, malgré l'usage d'une médication rationelle, il ne se produit aucune amélioration. Cet homme passe d'un hôpital dans un

1 *The american Journal of the medical Sciences for January* 1871.

autre, on finit par l'abandonner, on le considère comme impropre au service, et on l'envoie aux infirmes. »

C'est chez les jeunes soldats, qui, au lieu d'avoir été habitués peu à peu aux fatigues de la vie des camps, furent arrachés brusquement, pendant la guerre d'Amérique, à leurs occupations habituelles et surmenés d'une façon exceptionnelle, que Dacosta observa cette forme spéciale de troubles fonctionnels qu'il décrivit sous le nom de *surexcitation du cœur, cœur irritable (irritable heart)*.

Myers, après avoir constaté la fréquence des affections du cœur chez les soldats anglais, dont les trois quarts, suivant lui, meurent de maladies de la circulation, attribue une influence très grande à la forme des habits, à l'équipement, au cou serré par des uniformes trop étroits, aux ceintures, toutes causes propres à gêner la circulation, surtout chez des recrues, dont le thorax, non encore ossifié, subit les plus fâcheux effets. Frantzel [1] insiste sur le mécanisme suivant : « Les marches incessantes et rapides (exemple à Orléans) exigeaient un travail énergique de l'appareil respiratoire, d'autant plus énergique qu'il était contrarié du côté du thorax par la pression du sac et du fusil, du côté de l'abdomen par le ceinturon et les deux cartouchières pleines qui y étaient accrochées. De là une tension considérable dans le système vasculaire du poumon, laquelle dispose à la dilatation d'abord, et par suite, à l'hypertrophie du cœur droit. De plus, en même temps que la respira-

____

1. *Arch. für path. Anatomie und Physiologie*, t. LVIII, p. 215.

tion devient plus laborieuse, le travail musculaire général est suractivé, ce qui amène, comme on le sait, un excès de tension dans le système aortique. Enfin le froid, très intense dans les derniers temps de la guerre, pouvait contribuer à augmenter cette tension en provoquant la contraction des vaisseaux périphériques. De là l'hypertrophie et la dilatation du ventricule gauche. A ces causes, on peut ajouter l'abus des spiritueux et l'excitation psychique. » Les médecins civils ont fait des observations analogues de maladies cardiaques développées surtout à la suite de fatigues excessives.

Albutt Clifford[1], médecin de l'hôpital Saint-Georges de Londres, a communiqué à la Société clinique de cette ville le résumé de ses opinions et de ses observations sur l'action que peut avoir une fatigue corporelle excessive sur le cœur et l'aorte. C'est dans la population ouvrière occupée à des travaux pénibles qu'il a constaté des palpitations et autres troubles fonctionnels du cœur, soit passagers, soit aboutissant à l'hypertrophie avec dilatation. Un autre médecin anglais, Peacock[2], a observé ces maladies primitives du cœur chez les ouvriers qui travaillent dans les mines de cuivre et d'étain de Cornouailles, où ces cas sont si fréquents, qu'on les désigne du nom spécial d'*asthme des mineurs*. Ces ouvriers sont particulièrement surmenés : ils montent pendant des heures sur des échelles, ce qui produit au cours de la circulation de tels obstacles que le cœur ne peut pas les

---

1. Saint-George's *Hospital reports*, vol. 5, London (1872).
2. *Medical Times and Gazette* (1875).

surmonter; il est surmené. Il en résulte une affection cardiaque qui ressemble à une affection valvulaire, et à l'autopsie, on ne constate qu'une dilatation simple du cœur et une insuffisance fonctionnelle relative de la valvule mitrale. Dans un mémoire fort long et riche de nombreuses observations, le Dr Seitz[1], relate et discute les faits qu'il a observés d'affection du cœur, généralement graves qui, après avoir évolué comme des lésions valvulaires, montrèrent à l'autopsie de l'hypertrophie des parois du cœur, de la dilatation de ses cavités, sans altérations valvulaires. Pour lui, la cause du mal est un surmènement dû au travail corporel excessif.

Telle est aussi l'opinion d'un des élèves distingués du professeur Bernheim, le Dr Émile Lévy[2]. M. Lévy pense qu'une cause unique, le surmènement, l'épuisement du cœur à la suite de fatigues et d'excès de travail, peut donner lieu à des troubles fonctionnels du cœur. Tantôt un excès considérable de travail produirait un accident d'asystolie aiguë, tantôt des efforts prolongés et soutenus qu'exigent certaines professions, produiraient des accidents d'asystolie à marche lente et intermittente.

D'après le Dr Constan[3], c'est dans les troupes à pied, principalement parmi les infirmiers, les sapeurs-pompiers, les zouaves, les chasseurs à pied, que les affections du cœur seraient surtout fré-

---

1. *Deutsches Arch. für klinische Medicin.*, 1873.
2. *Du cœur forcé ou de l'asystolie sans lésions valvulaires* (Nancy, 1875).
3. *La Prématuration militaire et le cœur surmené* (Bordeaux, 1885).

quentes. La cavalerie paraît moins éprouvée par ces maladies qui épargnent presque complètement les secrétaires d'état-major, ceux-ci n'étant, par suite de leurs fonctions sédentaires et de leurs occupations de bureau, nullement astreints aux exercices et aux fatigues corporelles. Il est d'observation courante que ces maladies frappent principalement des hommes *ajournés*, dont l'admission au service a été très discutée, ou des sujets relativement bien constitués, mais qui, pour diverses raisons, sont en état de *prématuration*, ce qui les rend incapables de faire face aux obligations militaires. M. Coustan estime que, depuis ces dernières années, les médecins militaires font sortir de l'armée un plus grand nombre de cardiaques et qu'il existe encore dans le rang beaucoup d'hommes au cœur surmené que l'on pourrait éliminer sans grand dommage pour l'armée.

Il est une cause qui agit sans cesse chez les soldats : c'est *l'effort souvent rapide et longtemps continué* que beaucoup de leurs obligations nécessitent. Les artilleurs sont soumis à des travaux de force quelquefois violents et soudains, plus peut-être que les soldats des autres armes, mais ici le recrutement de premier choix sert de modérateur. La cavalerie a parfois un travail soudain, c'est-à-dire un coup de collier à donner, dans les *raids* qu'on exige d'elle. Quant au soldat d'infanterie, ayant été souvent l'objet d'un ajournement antérieur, fréquemment imberbe et sur les limites de l'acceptation, c'est de lui qu'on peut dire qu'il gagne les batailles « à force de jambes et de poumons ». La charge du soldat? voilà le danger; c'est d'elle que dépend le sort futur des batailles. Celui qui la réduira d'un tiers aura bien mérité de la patrie, car on peut tout demander au soldat français allégé. L'*effort* est entrepris et réalisé la plupart du temps avec un ajustement incommode des vêtements et de l'équipement : tuniques étroitement boutonnées, collet et cravates serrés outre mesure autour du cou, culottes retenues par un ceinturon serré, alourdi du bas par une pesante poche à munitions, étranglant et endolorissant la partie inférieure de la cage thoracique. En ne considérant que le havresac seul, l'action sur le pouls est considérable.

Dans la vie civile, certaines professions produisent l'hypertrophie, par exemple celle de boulanger. Les cris fréquents, les grands efforts de voix agissent de même; M. Foville, sur les cinq sixièmes d'aliénés autopsiés par lui, pendant trois ans, aurait constaté une hypertrophie du cœur, reconnaissant pour cause les cris répétés qu'ils ne cessaient de pousser.

Arnould[1] est moins affirmatif. Selon lui, la fréquence des lésions cardiaques ou vasculaires imputable aux exercices violents est contestable; mais il ne paraît pas impossible que, chez les individus dont les parois artérielles ou cardiaques sont en souffrance pour une autre raison, les efforts considérables ne déterminent la dilatation du cœur, la rupture d'une valvule aortique, les fissures de la membrane interne de l'aorte, condition d'un anévrysme prochain. Il n'en est pas de même des exercices qui ne vont pas jusqu'à faire appel au fond de réserve des ressources

1. *Nouveaux éléments d'hygiène*, Paris, 1881.

de l'économie. L'exercice de la rame pourtant (boat-racing) a été accusé par Skey (1867) et par Hope, de causer plus de maladies de cœur que le rhumatisme lui-même.

RÔLE DES PALPITATIONS

L'idée de surmènement, de fatigue du cœur, par surexcitation, créée par Dacosta, admise par Seitz et par E. Lévy, n'a pour Bernheim *(loc. cit.)* rien de satisfaisant, ni au point de vue clinique, ni au point de vue physiologique. Pour lui, le cœur n'est pas un muscle qui se fatigue; son état normal est de passer alternativement du relâchement à la contraction, et *vice versa;* il bat ainsi soixante-dix ans sans jamais se fatiguer. Ce n'est pas, non plus, un muscle qu'on puisse fatiguer et surmener à volonté, comme les muscles des membres; il échappe à la volonté, il se contracte à notre insu; il n'est pas en notre pouvoir d'augmenter ou de ralentir les battements de notre cœur. Le mot de *surmènement* du cœur n'a donc pas un sens bien défini. Veut-on, par ce mot surmènement, exprimer que la cause unique de cette asystolie réside dans les fatigues corporelles ou des efforts musculaires dont l'effet, par un mécanisme quelconque, réagirait sur le cœur? Cette conception a le tort, toujours d'après Bernheim, d'appliquer une cause unique à des troubles fonctionnels qui reconnaissent des causes multiples. Si d'ailleurs les fatigues musculaires excessives devaient avoir une influence si préjudiciable au cœur, tous nos ouvriers, tous nos gymnasiarques, devraient mourir d'affection cardiaque. Legroux, d'après un relevé statistique portant sur 90 observations où les professions avaient été notées, arrivait à cette conclusion assez singulière que, non seulement les professions les plus pénibles n'étaient pas en majorité, mais que, pour les femmes atteintes d'hypertrophie, une profession, éminemment sédentaire, celle de couturière, était prédominante.

Ces appréciations de l'éminent professeur de Nancy, pour avoir un certain fondement, ne me paraissent pas moins empreintes d'exagération ; les statistiques des médecins militaires, en Amérique, en Angleterre et en France, sont, on l'avouera, singulièrement significatives.

La plupart des palpitations, qu'elles soient dues à l'abus du thé, du café, de l'alcool, du tabac ; qu'elles soient le fait de certaines névroses, de la dyspepsie, de la névrosthénie, des excès vénériens, etc., ces palpitations, dis-je, donnent lieu à des sensations spéciales perçues par les malades, sous forme de choc douloureux et violent dans la poitrine, soit au niveau de la région précordiale, et peuvent simuler une hypertrophie du cœur. Mais, comme le dit M. G. Sée[1], l'hypertrophie *n'est ni cause, ni signe, surtout l'effet des palpitations*. Je m'occuperai de ces fausses maladies du cœur au chapitre du diagnostic, et pour le moment, je n'étudierai que les palpitations de croissance et celles de la maladie de Basedow, au point de vue des liens qui les rattachent à l'hypertrophie.

---

1. G. Sée et Labadie-Lagrave, *Traité des maladies du cœur* (Paris, 1889).

Je rappellerai que, d'après les recherches déjà citées de Benecke, en 1879, entre sept et quinze ans il y a arrêt dans la croissance du cœur, et c'est le corps qui se développe; je rappelle aussi ce fait que l'adolescence détermine une vive croissance du cœur; on peut presque dire, que le cœur d'un jeune homme de vingt ans est hypertrophié normalement, puisqu'il a, en ce moment, atteint un volume qui lui permet de suffire à l'irrigation d'un organisme dont le poids et l'étendue s'accentuent encore. D'après M. G. Sée, qui d'ailleurs n'a pas toujours pensé ainsi, l'évolution du cœur pendant la croissance multiplie directement les fibres musculaires ou leurs noyaux dans des conditions faciles à déterminer.

Il n'y a rien là de commun avec les palpitations qui ne déterminent jamais ni hypertrophie ni dilatation. Lorsqu'il se produit une perturbation dans le développement du corps ou dans le développement du cœur qui est, pour ainsi dire, en imminence d'hypertrophie, l'augmentation du poids cardiaque pourra s'accélérer et l'hypertrophie véritable se dessiner. Or, trois éventualités peuvent se produire : 1° la croissance corporelle suit son cours régulier, mais le muscle cardiaque s'est accru outre mesure selon des lois régulières; il est préparé ainsi d'avance à un travail mécanique qu'il ne fournira que plus tard, quand l'organisme sera complet; le cœur devance le corps; 2° la deuxième éventualité suppose le contraire; on voit des adolescents qui grandissent tout à coup dans des proportions gigantesques, souvent après une fièvre grave; la croissance est générale et porte sur les os ainsi que sur les muscles ; le cœur, dans ce cas. est pour ainsi dire obligé de suivre ; en effet, pour fournir aux frais d'une circulation aussi étendue, d'une nutrition aussi active, il subira la loi biologique qui proportionne le travail du cœur à l'obstacle qu'il rencontre ; ici l'obstacle, c'est l'extension de la capacité circulatoire ; dès lors, l'énergie nécessitée par les conditions nouvelles entraine une hypernutrition, une hypersarcose du cœur ; c'est le biceps cardiaque de l'adolescent ; 5° une troisième circonstance peut se produire ; elle concerne l'enfant plus jeune ; qu'on impose à un enfant de dix ans, à un petit ouvrier. un travail excessif, qu'on le charge de fardeaux, qu'on lui inflige des journées trop longues, il subira les conséquences du surmenage ; le cœur se fatiguera, se dilatera, mais seulement si les conditions d'hygiène et d'alimentation sont défectueuses, ce qui n'est que trop fréquent ; ce sera alors le cœur des bûcherons de Tubingue. On pourrait ajouter à ces trois éventualités une *quatrième* qui résulte des mauvaises attitudes, des déformations de la région dorsale, des malformations natives de la poitrine. surtout des côtes qui sont saillantes d'un côté, ou du sternum dont l'appendice xiphoïde rentre dans le thorax avec l'attache antérieure du diaphragme ; le cœur se trouve ainsi dans une situation mauvaise pour son fonctionnement ; il est dévié. déplacé. les gros vaisseaux ont subi une torsion plus ou moins marquée ; tout l'appareil cardio-pulmonaire est gêné au point de vue dynamique ; dans ces conditions, l'hypertrophie du cœur est très fréquente, mais elle porterait plutôt sur le cœur droit. qui se développe à la suite de la gêne du poumon et de sa difficile ampliation. M. Constantin Paul (*loc. cit.*) n'accepte pas ce qu'il appelle la nouvelle opinion de M. G. Sée. Il a bien vu, dit-il, des enfants présenter des palpitations violentes en rapport avec une croissance rendue difficile par le nervosisme, sans pouvoir constater que la croissance seule pût les conduire à l'hypertrophie : tout au plus pourrait-on admettre des dilatations passagères. Voilà pourquoi M. Constantin Paul a laissé la croissance dans la catégorie des troubles fonctionnels et non des maladies organiques.

Nous verrons, à propos de la symptomatologie, si le problème peut être résolu par l'étude des signes subjectifs et par l'auscultation associée à la percussion.

Maladie de Basedow. — Les perturbations cardiaques dans cette maladie ouvrent presque toujours la scène et constituent chez un grand nombre de malades le symptôme prédominant. Elles sont de deux ordres : les uns consistent dans de simples troubles fonctionnels : c'est le cas le plus fréquent ; les autres amènent à la longue des modifications de structure de la fibre musculaire et peuvent aboutir à de véritables altérations organiques du cœur. Les palpitations qui ne manquent pour ainsi dire jamais chez les malades atteints de goitre exophtalmique, et la tachycardie qui en est aussi un symptôme presque constant, ne sont souvent pas perçues par les malades au moins dans les commencements de l'affection ; cependant elles ont coutume de se traduire par un sentiment d'anxiété respiratoire et d'oppression habituelle. Pour Rendu[1], les battements du cœur constituent un trouble purement fonctionnel, sans aucune lésion cardiaque. Mais les phénomènes sthéthoscopiques ne sont pas toujours simples, et bien souvent, en présence des troubles cardiaques auxquels on assiste, on peut et on doit se demander si le cœur n'est pas réellement atteint d'une affection organique. Chez toute une catégorie de malades, on voit se produire une série de signes physiques anormaux qui, à première vue, feraient croire à une lésion organique, si l'on n'avait soin de les interpréter d'une façon rigoureuse, et en tenant compte des nuances les plus minutieuses. Pourtant, lorsque, ce qui n'est pas rare, les malades succombent aux progrès de l'asystolie, on peut se demander si l'épuisement du cœur n'a pas été précédé par un stade hypertrophique. C'est toute une question à étudier. M. Würtz, dans son article HYPERTROPHIE DU CŒUR du *Manuel de Médecine*, n'hésite pas à ranger la maladie de Basedow parmi les causes de l'hypertrophie essentielle. La pathogénie de cette hypertrophie, si elle existe, est facile à saisir. Ainsi que l'a démontré M. Pitres (*loc. cit.*), dans de délicates expériences, le cœur est susceptible de se fatiguer, et sa fatigue, s'il y a eu exagération du nombre des pulsations, se traduit par une diminution dans l'énergie des systoles et par une résistance moins grande à la distension. La circulation intra-cardiaque se ralentit, et pour maintenir l'équilibre, le cœur doit se contracter

---

1. Article GOITRE EXOPHTALMIQUE (*Dict. encycl. des sc. médic.*, IVᵉ série, t. IX).

plus énergiquement ; il augmente de volume, et à la dilatation se joint l'hypertrophie plus ou moins compensatrice.

Névralgie brachiale et hypertrophie du cœur. — M. Potain[1] a cité plusieurs observations très remarquables d'hypertrophie du cœur se présentant avec des accidents redoutables chez des individus atteints de névralgie du plexus brachial, hypertrophie traitée par plusieurs médecins comme une affection organique et qui disparut après quelques séances de galvanisation du plexus brachial.

Le Dr Lasègue, dans sa thèse inaugurale, sur les cardiopathies réflexes d'origine brachiale, soutenue en 1885, rapporte un cas dû à Caizergues, de Montpellier ; il s'agissait d'un malade atteint d'angoisse précordiale très vive, en même temps que le moignon du bras gauche amputé était fort douloureux ; les névromes constatés sur le trajet des nerfs, une fois extirpés, les accidents disparurent.

Il ne peut y avoir de doute, sur le rapport qui a lieu entre ces deux phénomènes, névralgie brachiale et hypertrophie cardiaque. Il existe, du reste, des faits analogues, dans lesquels la lésion portait ailleurs que sur le bras ; il s'agissait, chez quelques malades, du sciatique. Ces observations soulèvent un certain nombre de questions. Que signifie cet état du cœur ? Est-ce là une affection cardiaque avec retentissement douloureux du côté du bras gauche ?

L'examen du cœur a toujours permis d'établir qu'il s'agissait d'une hypertrophie cardiaque sans

1. *Semaine médicale*, 1888, p. 69.

lésions d'orifices, mais cela ne suffit pas. Il existe, en effet, des maladies du cœur primitives, sans lésions d'orifices ou sans bruit anormal, telles, par exemple, que les dilatations cardiaques qui surviennent à la suite d'affections des poumons, des reins, du foie, de l'estomac. Mais dans les cas en question, on pouvait éliminer ces diverses causes d'erreur; il n'y avait pas, en effet, de prédominance de dilatation des cavités droites; on ne trouvait pas non plus d'accentuation du deuxième bruit pulmonaire. Cette hypertrophie cardiaque n'était pas non plus d'origine brightique, car ce qui, dans ce cas, est caractéristique, c'est l'augmentation énorme de la pression artérielle; or, dans aucun des cas, il n'existait ni accentuation du deuxième bruit aortique, ni caractère sourd du premier bruit, ni bruit de galop.

Quels rapports existent entre l'hypertrophie cardiaque et l'affection du plexus brachial? Peut-on supposer qu'il s'agit là d'une variété d'hypertrophie analogue à celle que l'on observe chez les individus qui ont eu pendant longtemps des palpitations, consécutivement à des chagrins, ou à des préoccupations de toute espèce? Il ne paraît pas, car il s'agissait toujours de vives douleurs dans le bras et dans la région précordiale, mais non de palpitations.

L'hypertrophie cardiaque est-elle due à l'augmentation de la pression sanguine, soit par le fait d'un travail exagéré, ou par suite d'un obstacle développé sur la circulation périphérique? Rien de moins certain, car la pression actuelle n'est pas augmentée. On pourrait supposer l'existence d'un réflexe déterminant l'apparition d'un spasme des capillaires de la périphérie, mais le cœur ne présente pas les caractères exclusifs de l'hypertrophie du ventricule gauche, quoique celle-ci, à la vérité, soit le phénomène prédominant.

Pour M. Potain, le mécanisme est le suivant : le réflexe partant du plexus brachial détermine du côté du cœur une diminution de résistance de sa paroi : il est comme retenu pendant la diastole qui est alors le temps prédominant de la révolution cardiaque ; le cœur se distend, mais en même temps, il s'hypertrophie, car l'effort nécessaire pour mettre en mouvement une certaine quantité de liquide est d'autant plus considérable que celui-ci s'étend davantage en surface.

LA GROSSESSE

L'hypertrophie du ventricule gauche dans le cours de la gestation a été signalée pour la première fois en 1828 par Larcher, dans une courte note communiquée à P. Ménière et insérée par cet auteur dans un mémoire intitulé : *Observations et réflexions sur l'hémorrhagie cérébrale considérée pendant la grossesse, pendant et après l'accouchement.* En 1859, Larcher[1] reprit cette question dans un mémoire spécial dans lequel il donna à ses idées plus de développement. D'après des observations portant sur plus de 150 cadavres de femmes de 18 à 35 ans, mortes de fièvre puerpérale, il se crut autorisé à formuler cette loi : « *Le cœur, dans l'espèce humaine, est normalement hypertrophié pendant le cours de la gestation.* » Quant à la raison de cette hypertrophie temporaire, l'auteur la trouve dans la pléthore des femmes enceintes, pléthore qui n'est pas un simple accident plus ou moins commun, mais bien un phénomène constant, une condition physiologique nécessaire.

Le fait avancé par M. Larcher a été contrôlé et vérifié par plusieurs autres observateurs. Sous l'instigation de Beau, Ducrest examina dans ce but spécial le cœur de 100 femmes, âgées pour la plupart de 20 à 50 ans et mortes en couches.

1. *Archiv. gén. de méd.*, 5ᵉ série, t. XIII, 1859, p. 291.

« Sur toutes, dit Beau[1], la mesure des parois du cœur a été prise à la partie la plus épaisse du ventricule gauche. Le maximum de cette épaisseur est de 0 m. 018 dans cinq cas, il s'élève même dans un cas à 22 millimètres; le chiffre le plus bas est de 11 millimètres dans huit cas; chez la plupart, l'épaisseur est de 16 millimètres: la moyenne de toutes ces mesures est de 15 millimètres. Si maintenant, on compare le chiffre de cette moyenne avec celui de 10 millimètres donné par Bizot, comme représentant l'épaisseur normale du ventricule gauche chez les femmes, on voit qu'il est supérieur de 5 millimètres. Il suit de là que le cœur des femmes pendant la grossesse est affecté d'hypertrophie, et dès lors on doit considérer comme exactes les premières recherches faites par M. Larcher. »

M. Blot[2] a employé la méthode des pesées. « Sur vingt femmes mortes en couche, la moyenne du poids total du cœur était de 291 gr. 85, tandis que, dans l'état ordinaire, chez une jeune femme, le cœur ne pèse que 220 à 230 grammes. Il y a donc pendant la grossesse une augmentation de plus d'un cinquième du poids total. Cette hypertrophie porte exclusivement sur le ventricule gauche et offre cela de remarquable qu'elle est temporaire comme l'hypertrophie utérine. »

Enfin, M. Durosiez[3], dont la grande habileté dans l'exploration du cœur est bien connue, a étudié par

1. *Archiv. gén. de méd.*, 4e série, t. X, p. 29; 1846.
2. Note ajoutée à la 7e édition du *Traité des accouchements de Cazeaux* (1865).
3. *Bulletin de la Société de médecine de Paris*, 1868, p. 182.

la percussion les variations de volume du cœur pendant la grossesse, avant et après l'accouchement. Chez les femmes, à l'état normal, la matité du sac péricardique mesure 9 centimètres en hauteur sur 12 en largeur. Or, sur cent trente-cinq femmes sur le point d'accoucher ou venant d'accoucher, M. Durosiez a constaté une augmentation de cette matité. Les chiffres les plus fréquents, d'après ses observations, sont de 10 centimètres pour la hauteur et de 15 pour la largeur, mesures qui sont celles du cœur de l'homme.

M. C. Paul[1] n'accepte pas les résultats obtenus par M. Durosiez. En supposant que le procédé fût exact, il n'indiquerait pas du tout une hypertrophie, mais un déplacement du cœur refoulé par l'abdomen. Les mensurations exécutées par M. C. Paul chez les femmes grosses, près d'accoucher ou après, sont rendues des plus difficiles par le poids et le volume des seins. Le refoulement du cœur en haut donne au bord inférieur une horizontalité qui amène forcément un plus grand éloignement de la pointe par le seul fait de ce déplacement.

L'hypertrophie de la grossesse est mise en doute ou contestée par la plupart des auteurs allemands. M. Löhlein[2], notamment, a étudié l'état du cœur chez seize femmes mortes pendant la grossesse ou peu après l'accouchement : sur les dix premières, il n'y avait pas de maladies des reins, et leur cœur pesait en moyenne 245 grammes. Les six autres étaient

---

1. *Diagnostic et traitement des maladies du cœur.* 1889, p. 571.
2. *Zeitsch. f. Geburtsshülfe und Frauenkrankheiten*, t. V, p. 482.

atteints de néphrite avec éclampsie : leur cœur pesait en moyenne 500 grammes. En comparant ces chiffres à ceux que fournit l'état physiologique, on voit que M. Löhlein devait être logique, et au lieu de cela, il repousse le fait et accumule divers arguments cliniques et théoriques pour contester sa réalité.

M. Fritsch[1] croit bien avoir remarqué dans ses autopsies une légère augmentation de volume du cœur chez les femmes grosses, mais il n'ose l'affirmer, en présence des contradictions nombreuses provenant d'hommes compétents. Il croit que le cœur des femmes est plutôt dilaté qu'hypertrophié. En résumé, les contestations des auteurs allemands ne reposent que sur des vues théoriques et ne s'appuient sur aucun document précis pouvant être mis en parallèle avec les nombreuses observations réunies par les auteurs français.

M. Letulle, dans une note remise à M. Porak[2] pour sa thèse d'agrégation, dit que l'extension de la matité précordiale qu'il a constatée, le reflux jugulaire, le souffle vasculaire, le souffle anémo-spasmodique du cœur, sont pour lui les signes révélateurs d'une insuffisance tricuspidienne consécutive à la dilatation du cœur dont l'existence lui paraît incontestable.

Cette hypertrophie de la grossesse peut s'expliquer encore par l'état du sang. Le poids du sang est-il augmenté chez la femme enceinte? La preuve est difficile à faire; le meilleur argument consiste en ce que les femmes se plaignent souvent d'une sorte de pléthore et qu'elles sont soulagées par les saignées.

1. *Arch. f. Gynæk.*, 1875, t. VIII, p. 573 et 1876, t. X, p. 270.
2. Thèse d'agrégation, p. 41.

On a cherché dans les caractères du pouls la preuve d'une augmentation de tension, mais les tracés donnés par le sphygmographe indiquent bien plus les variations de la tension que la tension elle-même. L'état actuel de la science autorise donc à penser que, pendant la grossesse, il y a une certaine augmentation dans la quantité de sang et une augmentation probable dans la tension artérielle. Il est vrai que le sang de la femme grosse est relativement appauvri. Mais ici, au point de vue de la genèse ou de l'aggravation de l'hypertrophie, les conditions les plus importantes sont les conditions mécaniques, et il paraît en résulter que le cœur, ayant une plus grande masse de sang à mouvoir, éprouve par le fait de la grossesse un surcroît de travail.

On sait que la grossesse est un danger réel pour les cardiaques, de même que l'affection cardiaque de la mère deviendra plus tard un danger pour l'enfant. Mais faut-il aller aussi loin que Peter, dont la formule est celle-ci :

Pour la cardiaque, si elle est fille, pas de mariage; si elle est mariée, pas de grossesse; si elle est accouchée, pas d'allaitement. Il est probable que cette proscription est excessive.

Rôle des tumeurs abdominales. — M. Sébileau[1] a étudié, il y a quelques années, l'influence des grosses tumeurs de l'abdomen sur le fonctionnement du cœur.

Quand, dans un département important du système artériel, la circulation est gênée ou interrompue, le

______

1. *Revue de chirurgie*, 1887 (*Le cœur et les grosses tumeurs de l'abdomen*).

cœur dont le travail est exagéré se dilate *ou* s'hypertrophie, souvent se dilate *et* s'hypertrophie; c'est de la sorte que doivent agir les tumeurs abdominales. M. Sébileau a étudié, à ce point de vue, 18 tumeurs volumineuses de l'abdomen dans le service du Dr Terrillon. Le cœur *n'a présenté aucun trouble* 11 fois; le cœur *a présenté des troubles* 7 fois. Après une longue étude clinique de ses malades, au point de vue des troubles cardiaques, l'auteur émet les conclusions suivantes :

1° Les grosses tumeurs de l'abdomen déterminent des troubles fonctionnels du cœur : α. par dilatation; β. par hypertrophie.

2° Ces troubles peuvent porter : α, sur le cœur droit; β, sur le cœur gauche.

3° Les ectasies du cœur droit sont probablement rares. Elles doivent souvent faire suite aux ectasies gauches. Quand elles sont primitives, elles peuvent reconnaître comme origine : α, une contraction réflexe des artérioles pulmonaires; β, une gêne de la circulation pulmonaire par compression et refoulement du diaphragme. Quelques-uns de leurs symptômes sont masqués par la tumeur abdominale; les autres sont évidemment les mêmes que ceux des dilatations d'origine différente.

4° Les troubles du cœur gauche sont assez fréquents. Ils peuvent être interprétés : α, par compression des gros vaisseaux de l'abdomen; β, par excès de pression dans la circulation abdominale; γ, par une augmentation du champ de la circulation; δ, par lésions rénales; ε, par spasme des capillaires généraux; ζ, par altération du sang.

L'hypertrophie a peu de signes; la dilatation se traduit par les symptômes d'une insuffisance mitrale.

5° La résistance et la vascularisation semblent être, jusqu'à présent, pour les tumeurs de l'abdomen, ainsi que leur dépendance de l'utérus, les meilleures conditions de production des troubles cardiaques.

6° Les complications cardiaques paraissent influencer peu l'anesthésie chirurgicale. Parmi les malades qui se présentent et qu'on ne débarrasse pas de leur tumeur : α, les unes meurent asystoliques; β, chez les autres, l'anémie et la cachexie masquent les troubles circulatoires.

Des malades opérées : α, les unes meurent rapidement asystoliques, surtout si le cœur droit était déjà en cause; β, les autres guérissent de leur dilatation; γ, chez d'autres, les troubles persistent encore longtemps après l'intervention et ne guérissent probablement pas.

7° Le diagnostic des complications cardiaques dues aux grosses tumeurs de l'abdomen comporte leur distinction avec : α, les souffles anémiques; β, les lésions endocardiaques ou péricardiaques anciennes; γ, les bruits extra-cardiaques.

HYPERTROPHIES SECONDAIRES

Ce sont de beaucoup les plus fréquentes. Elles se produisent par le mécanisme des compensations, qui est le suivant : toutes les fois qu'il existe un obstacle en amont de la circulation, soit en dedans, soit en dehors du cœur, la portion de cet organe qui se trouve en arrière de l'obstacle s'hypertrophie pour la surmonter. C'est un fait d'observation que toutes les fois qu'un organe creux et élastique destiné à contenir un liquide ne peut évacuer librement son contenu, la pression augmente dans son intérieur et ses parois se distendent. C'est là un phénomène d'ordre purement physique. Si les causes de distension sont permanentes, ou si elles se reproduisent fréquemment, elles déterminent peu à peu des altérations de la nutrition dans les parois du réservoir distendu, et ces altérations se traduisent à la longue par deux modifications anatomiques, la *dilatation permanente* des parois en totalité, et l'*hypertrophie* des couches musculeuses. L'œsophage, la vessie nous offrent des exemples fréquents de ces modifications; le cœur nous en fournit de plus fréquents encore.

Dans les conditions physiologiques, le sang contenu dans le cœur exerce et subit des pressions qui varient dans des limites assez restreintes, et les parois du cœur ont une résistance élastique en rapport avec ces pressions. Il en résulte un état d'équilibre physiologique qui est seul compatible avec la conservation de l'intégrité anatomique et fonctionnelle du cœur. Cet équilibre nécessaire à la vie régulière du cœur peut être rompu, soit par une augmentation de la pression intérieure, soit par une diminution de la résistance des parois. Dans les deux cas, le résultat est le même : la paroi impuissante à lutter avec assez d'énergie contre les résistances qu'elle éprouve se distend et la distension se prolongeant devient une dilatation permanente.

Mais le cœur n'est pas un vase inerte. L'obstacle placé devant lui stimule son activité, exige un déploiement de forces plus considérable; la distension par elle-même est un stimulant nouveau, car la masse du sang à mouvoir étant plus grande, il faut un effort plus énergique pour la chasser, il en résulte un excès d'activité du cœur, et par suite un excès de nutrition, qui se traduit à la longue par l'hypertrophie. Celle-ci est l'indice d'une réaction éminemment active : c'est le résultat d'un acte réparateur, c'est une manifestation de la tendance générale de l'organisme au rétablissement de l'équilibre fonctionnel. Elle est l'effet de l'exagération nutritive qui résulte elle-même de l'excès de la dépense de forces.

Il ressort de ces considérations que la dilatation et l'hypertrophie doivent exister d'ordinaire simultanément, puisqu'elles sont en général deux effets successifs d'une même cause. Mais il est facile de comprendre qu'elles puissent aussi se rencontrer isolément dans des conditions dont la détermination théorique ne présente pas de difficultés.

« Le cœur, dit Corvisart. ainsi que tous les autres muscles du corps, est susceptible de prendre un accroissement plus marqué, une consistance plus solide, une force plus considérable par la continuité et surtout par l'énergie plus grande de son action ; n'observe-t-on pas, en effet, tous les jours un développement extraordinaire de tous les muscles du corps chez les portefaix, de ceux des bras chez les forgerons, les boulangers, etc. »

Ces données, vérifiées par la clinique se constatent facilement par l'expérimentation, qui consiste à créer par la destruction des valvules aortiques, à l'aide d'une sonde, une insuffisance subite et considérable (F. Franck), comme, du reste, on l'observe aussi pendant la vie quand une valve se trouve déchirée par un traumatisme ; on voit alors la pression artérielle, de suite après l'excitation passagère qui avait amené une augmentation de cette pression. rester absolument intacte, puis, malgré l'énorme obstacle circulatoire, il s'établit une compensation complète. Ce fait prouve que le cœur a une force en réserve, c'est-à-dire, a le pouvoir de produire des effets bien plus considérables qu'à l'état normal, et cela sans augmentation de volume. La limite physiologique du pouvoir d'accommodation du cœur est donc très étendue, et cette adaptation du muscle cardiaque aux besoins de l'organisme explique suffisamment la production de l'hypertrophie, car ce n'est que quand le surcroît d'énergie de l'organe est couvert en même temps par le surcroît des besoins nutritifs qu'il peut s'établir un équilibre complet et durable. Cette hypertrophie

avec *dilatation* relative, tant de l'oreillette gauche que du *ventricule gauche*, tandis que dans l'insuffisance aortique, la crosse de l'aorte et le ventricule gauche sont mis dans cet état, dans lequel il survient pour la *lésion mitrale* une *hypertrophie* pure du *ventricule droit*, pour le cas de *l'aorte* une hypertrophie de *l'oreillette gauche*.

Rétrécissements et oblitérations de l'aorte. — Que l'aorte ait subi un arrêt de développement, qu'elle offre dans toute sa longueur une étroitesse anormale, qu'elle soit le siège d'un rétrécissement accidentel, d'une compression ou qu'elle soit oblitérée par un thrombus, il en résulte toujours une augmentation de tension au-dessous de la lésion, et souvent une dilatation avec hypertrophie cardiaques consécutives.

Legrand[1], Barth[2], Andral[3] ont constaté le plus souvent cette augmentation de volume du cœur, surtout au niveau du ventricule gauche, dans les rétrécissements congénitaux de l'aorte, et la plupart des observations de rétrécissements aortiques réunies dans les monographies spéciales, ou publiées isolément dans les recueils périodiques, font mention de l'existence de l'hypertrophie et de la dilatation cardiaques. L'augmentation de volume du cœur varie du reste dans ses degrés ; elle peut même manquer complètement.

Il serait intéressant de rechercher, en comparant

1. *Du rétrécissement de l'aorte.* Paris, 1834.
2. *Des rétrécissements congénitaux de l'aorte.* Th. doct., Paris, 1857.
3. *Clin. méd.*, 3ᵉ édit. 1834, t. III, p. 62.

entre elles un nombre assez grand d'observations, si le degré de l'hypertrophie du cœur n'est pas en rapport avec le siège ou l'étendue du rétrécissement, avec le volume des artères par lesquelles s'établit la circulation collatérale, avec l'âge du sujet, etc.

Mais les observations publiées jusqu'à ce jour sont trop incomplètes pour qu'on puisse les utiliser à ce point de vue. Ajoutons que ces hypertrophies cardiaques dépendant de rétrécissement ou d'oblitération de l'aorte ont été reproduites expérimentalement. O. Beckmann, a constaté une augmentation de volume du cœur chez un chien, après la ligature de l'aorte abdominale, et plus récemment M. Zielonko[1] est arrivé à des résultats semblables en liant à différentes hauteurs l'aorte de grenouilles et de lapins.

Athérome artériel, artério-sclérose. — L'athérome des artères ne crée pas, à proprement parler, un obstacle au cours du sang : le calibre des vaisseaux athéromateux est ordinairement intact, leur lumière reste libre, souvent même les artères malades sont plus larges et plus dilatées que les artères saines.

Cependant l'athérome artériel est une cause fréquente de l'hypertrophie et de la dilatation du cœur gauche, dont il augmente le travail par un mécanisme facile à comprendre, si on se rappelle le rôle important que joue l'élasticité artérielle dans les phénomènes de la circulation.

L'élasticité des artères, en effet, n'ajoute rien à la somme des forces qui poussent le sang vers les

1. Virchows. *Archiv.*, t. IV. xii, p. 29.

extrémités, mais ainsi que l'a démontré M. Marey[1], elle vient en aide à l'action du cœur en diminuant les résistances au-devant de lui.

Tout problème dynamique doit être envisagé à un double point de vue, car il faut tenir également compte pour sa solution du *travail moteur* dépensé et du *travail résistant* qui lui est égal. Or ce dernier se décompose en *travail utile* et en *travail inutile* ou même *nuisible*. S'il s'agit, par exemple, du mouvement d'un liquide, on pourra accroître le débit d'un appareil hydraulique, c'est-à-dire le travail utile, non seulement en augmentant la force du travail moteur, mais aussi en supprimant certaines résistances nuisibles.

Ce dernier rôle est précisément celui de l'élasticité artérielle ; *elle diminue les résistances que le sang éprouve à passer dans les vaisseaux.*

Ce fait est démontré par une expérience bien connue de M. Marey : un vase de Mariotte verse, sous forme d'afflux intermittents, sous égale pression, de l'eau dans deux tubes de même calibre, l'un à parois rigides, l'autre à parois élastiques. La quantité d'eau qui s'écoule pendant un temps donné par le tube élastique, est plus considérable que celle qui s'écoule par le tube rigide. Le tube élastique a donc reçu, dans le même temps, plus de liquide que le tube rigide. « On peut conclure rigoureusement de ce fait, dit M. Marey, que l'élasticité des artères permet à ces vaisseaux de recevoir plus facilement le sang que leur envoie le cœur ; en d'autres termes que le

---

1. *Travaux du laboratoire de M. Marey.* t. I. 1875.

cœur éprouve plus de peine à se vider dans les artères, lorsqu'elles ont perdu leur élasticité. » (*Physiol. méd. de la circul.*, p. 151.)

La diminution ou la perte de l'élasticité artérielle crée donc au-devant du cœur une condition qui diminue son travail utile et rend par le fait ses contractions plus pénibles.

Telle est l'explication physiologique de la coïncidence de l'hypertrophie du cœur avec l'athérome des artères, coïncidence dont la fréquence avait été signalée par Andral[1], Herpin[2], etc., longtemps avant que les belles recherches de M. Marey en eussent fourni l'explication. C'est généralement l'altération de l'aorte et des gros vaisseaux, qui en partent, que l'on est porté à considérer comme jouant le rôle principal dans la production de l'hypertrophie ventriculaire gauche, consécutive à l'athérome artériel. Il est important de savoir que l'athérome des artères périphériques peut avoir, à ce point de vue spécial, une influence au moins aussi grande que l'athérome des gros vaisseaux (aorte, tronc brachio-céphalique, sous-clavières, iliaques) pourvu que l'altération soit étendue à un nombre suffisant de petites artères. M. Pitres (Thèse d'agrég.) a eu l'occasion de recueillir autrefois l'observation d'un malade à l'autopsie duquel il trouva le cœur considérablement hypertrophié, sans qu'on pût découvrir dans l'état des orifices ou des valvules cardiaques, ni dans l'état des reins, une raison plausible de cette hypertrophie.

1. *Clin. médic.*, t. I, p. 62.
2. *Bullet. Soc. anat.*, t. XII, p. 62.

L'aorte et les gros troncs, qui en partent, avaient conservé leur élasticité, mais les artères d'un moyen calibre, les radiales, les cubitales, les artères des jambes, étaient transformées en tubes rigides. Leur altération fournit ainsi l'explication de l'hypertrophie du cœur. Dans les cas de ce genre, en effet, le sang lancé par le ventricule, trouve tout d'abord à se loger facilement dans les grands réservoirs artériels, dont l'extensibilité est conservée, mais il rencontre à la périphérie une résistance qui gêne son écoulement : de là une élévation persistante de pression contre laquelle doit lutter le cœur à chaque systole.

Puisqu'il est question d'athérome des artères, je dois dire que cette étude a singulièrement changé de face depuis quelques années, surtout depuis les travaux de M. Huchard, sur l'artério-sclérose. Étant donnés des troubles cardiaques survenant chez un individu dont le système artériel présente cette altération, il faut se demander s'il ne s'agit pas d'une pseudo-hypertrophie, d'une artério-sclérose du cœur lui-même.

Il est utile de savoir tout d'abord que, pour M. Huchard, les deux termes *artério-sclérose* et *athérome* ne sont pas synonymes. Car, athérome vient du mot grec ἀθήρωμα, qui signifie *bouillie*, et sclérose du mot σκλήρωσις, qui veut dire dur, fibreux. Les auteurs allemands se servent habituellement du terme *artério-sclérose* pour désigner la dégénérescence athéromateuse des artères. Or, M. Huchard désigne sous le nom d'artério-sclérose un état général, dont l'athérome n'est, en somme, qu'une des nombreuses manifestations. L'artério-sclérose déter-

mine sur les gros vaisseaux des lésions de dégénérescence athéromateuse; ailleurs, dans les paren-
chymes viscéraux, elle donne lieu à des altérations
nutritives analogues, dont l'aboutissant le plus ordinaire est la transformation fibreuse cicatricielle, la
sclérose viscérale. L'athérome artériel, *localisation
de l'artério-sclérose dans les gros vaisseaux*, reste
longtemps localisé aux gros vaisseaux, sans grande
tendance aux dégénérescences des viscères.

Or, dans l'artério-sclérose généralisée, les symptômes cardiaques sont constitués objectivement par
une voussure précordiale médiocrement accusée.
Cette voussure est ordinairement en rapport avec
l'accroissement de volume du cœur ; mais il importe
de ne pas confondre celui-ci avec l'accroissement de
l'organe. L'anatomie pathologique, d'après M. Huchard, démontre que l'hypertrophie simple du myocarde (ce qu'il appelle myo-hypertrophie pour la
distinguer de la pseudo-hypertrophie scléreuse plus
tardive) est le résultat de l'artério-sclérose intra-cardiaque qu'elle précède le plus souvent. Aux périodes
suivantes, l'augmentation de volume est produite
par l'hyperplasie conjonctive (scléro-hypertrophie
cardiaque), et ensuite par la tendance consécutive
du cœur à la dilatation (cardiectasie). L'examen du
choc précordial permet le plus souvent d'établir le
diagnostic de ces divers états du myocarde et des
cavités cardiaques; ce diagnostic renferme par lui-
même une indication pronostique d'une certaine
importance, car si la myo-hypertrophie est favorable, il n'en est pas de même de la scléro-hypertrophie et de la dilatation du cœur qui montrent déjà

une diminution de résistance des parois cardiaques. Dans la myo-hypertrophie cardiaque, le choc précordial est plus bas qu'à l'état normal, vers le cinquième espace intercostal, sur le prolongement et parfois un peu en dehors de la ligne mamelonnaire ; il se fait avec force, la pointe se détachant ensuite rapidement et brusquement de la paroi, ce qui donne l'aspect d'un cœur impulsif. D'autres fois, à une période plus avancée (cardiectasie), ce choc est étalé sur une assez large surface, la projection de la pointe et du ventricule gauche se faisant sentir dans plusieurs espaces intercostaux et jusqu'à la région épigastrique. A une dernière période de l'affection, quand la dégénérescence myocardique est un fait accompli (scléro-hypertrophie cardiaque), le choc précordial est remplacé par une faible ondulation (choc ondulatoire), ou même il peut avoir entièrement disparu. C'est même là un symptôme d'une certaine importance, et il est intéressant de constater l'absence complète du choc précordial avec le pouls radial fort et presque vibrant.

Aortite aiguë. — La fréquence, on pourrait même dire la constance de l'hypertrophie du ventricule gauche dans les cas d'aortite aiguë a été mise en lumière par les recherches de MM. Bucquoy[1], Durosiez[2], Léger[3], etc.

L'hypertrophie est signalée dans les huit observations avec autopsie rapportées dans la thèse de M. Léger. Elle porte toujours exclusivement sur le

---

1. Bucquoy, *Gaz. des hôp.*, 1876.
2. Durosiez, *Gaz. méd. de Paris*, 1876.
3. Léger, *Étude sur l'aortite aiguë*, Th. doct., Paris, 1877.

ventricule gauche. Dans deux cas, le cœur pesait 875 grammes, dans un autre 950 grammes.

Très souvent, il y a en même temps dilatation de la cavité ventriculaire. Dans la plupart des observations, les valvules aortiques sont épaissies, rigides et insuffisantes. Mais dans deux observations (dans l'observation VI de la thèse de M. Léger] et dans une observation rapportée par M. Dujardin-Beaumetz[1], il est expressément indiqué que les valvules aortiques étaient tout à fait saines.

Il est difficile de se prononcer exactement sur la cause de ces hypertrophies accompagnant l'aortite. M. Huchard signale aussi l'hypertrophie cardiaque comme ouvrant la scène dans l'aortite, mais sans entrer dans de plus amples explications.

Anévrysmes de l'aorte et des gros troncs artériels — Les anévrysmes de l'aorte et des gros troncs artériels coïncident très fréquemment avec des hypertrophies et des dilatations cardiaques, mais cette coïncidence n'est pas constante, et l'on voit quelquefois des anévrysmes volumineux ne donner lieu à aucune augmentation du volume du cœur. Sénac[2] avait déjà fait cette observation : « J'ai vu, dit-il, un homme qui avait de violentes palpitations ; elles se faisaient sentir au côté gauche, sous les côtes, et elles étaient accompagnées de douleurs extrêmement vives. La cause de ces accidents était dans la crosse de l'aorte ; ce vaisseau, depuis son origine jusqu'au diaphragme était plus gros que la tête, mais le volume du cœur

---

1. *Union médicale*, 1877, p. 697.
2. *Traité de la structure du cœur*, Paris, 1749, t. II, p. 269.

n'était presque pas sorti de son état normal. Dans de tels cas, le sang trouve un passage qui, à la vérité, n'est pas entièrement libre, mais il est assez ouvert pour que le cœur ne soit pas forcé de se dilater. » Sénac pensait donc que l'anévrysme met quelquefois par lui-même un obstacle au cours du sang, tandis que, d'autres fois, il ne gêne pas la circulation; et que dans le premier cas, il provoque une augmentation de volume du cœur, tandis que, dans le second, le cœur reste intact. C'est encore là l'opinion émise par la plupart des auteurs modernes sur la pathogénie de l'hypertrophie cardiaque qui accompagne les anévrysmes de l'aorte ; presque tous considèrent cette hypertrophie comme le résultat d'une gêne de la circulation occasionnée par l'anévrysme lui-même. M. Pitres (*loc. cit.*) ne trouve pas cette explication satisfaisante.

La plupart du temps, dans les anévrysmes, le calibre intérieur de l'artère a conservé son diamètre; il est même fort rare qu'il soit diminué par l'accumulation de concrétions sanguines exubérantes. Si l'hypertrophie cardiaque n'existait que dans les cas où le calibre de l'artère est diminué, elle serait tout à fait exceptionnelle; or, elle est très fréquente. M. Pitres a relevé dans les bulletins de la Société anatomique 58 observations d'anévrysmes de l'aorte dans lesquelles l'état du cœur était indiqué. Sur ces 58 cas, le cœur était dilaté ou hypertrophié 53 fois, atrophié 1 fois, et normal 4 fois seulement.

Il convient donc de chercher ailleurs la cause de la coïncidence si fréquente de l'anévrysme et de l'augmentation de volume du cœur. L'anévrysme, en lui-même et par lui-même, n'est pas une cause d'augmentation de tension, et ne constitue pas un obstacle au cours du sang. La présence d'une poche élastique sur le trajet d'un vaisseau devrait plutôt, au point de vue de l'hydro-dynamique, favoriser la circulation que la gêner, et Stokes[1] me paraît être dans le vrai quand il dit que « dans le cas où le cœur et ses valvules ne sont point affectés, il n'y a aucune raison de supposer qu'un anévrysme placé sur un point quelconque du trajet de l'aorte nécessite un excès de travail de la part du cœur ».

Dans un certain nombre de cas, la dilatation et l'hypertrophie du ventricule gauche paraissent être le résultat d'une insuffisance aortique secondaire. Mais c'est là une circonstance purement acciden-telle, qui ne saurait fournir la raison de la coexis-tence de l'hypertrophie cardiaque, avec des ané-vrysmes de l'aorte thoracique ou abdominale, ou des troncs artériels voisins. En présence de ces faits, il semble plus naturel d'admettre que l'hypertrophie est le résultat des lésions artérielles diffuses (sclé-rose, athérome) qui coexistent dans la grande majo-rité des cas avec les anévrysmes spontanés de l'aorte ou des autres artères.

Oblitération, rétrécissements, compression de l'ar-tère pulmonaire. — Les rétrécissements congéni-taux ou acquis du tronc et des grosses branches de l'artère pulmonaire, leur oblitération par des con-crétions sanguines, ou leur compression par des

____

1. *Traité des maladies du cœur et de l'aorte*, traduct. Sénac, Paris, 1864, p. 590.

tumeurs de voisinage, ont presque toujours pour effet de mettre un obstacle à la circulation sanguine, d'augmenter l'activité du cœur droit, et par suite, d'en provoquer la dilatation et l'hypertrophie.

Dans la plupart des observations d'oblitération ou de rétrécissements congénitaux de l'artère pulmonaire[1], les altérations siègent au niveau même de l'orifice et s'étendent à ses valvules, mais dans quelques cas, c'est le tronc artériel lui-même qui est rétréci ou oblitéré, tandis que dans d'autres, les lésions siègent exclusivement à l'origine même de l'artère dans le ventricule, au niveau de l'infundibulum (oblitération ou rétrécissement préartériel). Si l'artère est totalement oblitérée, et si la cloison interventriculaire est complète, le ventricule droit qui n'a plus aucune raison d'être, s'atrophie et on le trouve réduit à l'état de cul-de-sac très petit. Le ventricule gauche, au contraire, chargé de deux circulations par l'aorte et le canal artériel, s'hypertrophie. Mais le plus souvent l'oblitération complète, congénitale de l'artère pulmonaire s'accompagne d'une communication anormale des deux ventricules, circonstance qui crée des conditions nouvelles, dont je dirai quelques mots dans un instant.

Les rétrécissements *acquis* de l'artère pulmonaire siègent aussi au niveau des valvules sygmoïdes, en aval ou en amont de ces valvules[2]. Les premiers sont les plus communs, mais ils coïncident toujours avec des altérations valvulaires. Les rétrécissements ac-

1. V. Chevers, *Maladies de l'artère pulmonaire*.
2. Const. Paul, *Soc. méd. hôp.*, 1871 et son livre déjà cité.

quis préartériels viennent directement par ordre de fréquence, après les rétrécissements valvulaires. Les observations en sont cependant très rares et presque dans toutes celles qui existent, le rétrécissement est le résultat d'une endocardite du ventricule droit qui s'est propagée dans l'infundibulum. C. Paul rapproche de ces lésions les cas où le rétrécissement siège, non seulement au niveau de l'orifice, mais encore de l'infundibulum ou de l'infundibulum seulement, et est formé par la cicatrice, non pas d'une endocardite, mais d'une myocardite. C'est précisément à cette lésion qu'il a donné le nom *de rétrécissement pulmonaire préartériel*.

A la suite de ce rétrécissement, se produit l'hypertrophie du ventricule droit, hypertrophie qui donne à ce ventricule la capacité et l'épaisseur du ventricule gauche et donne au cœur la forme d'un sac composé de deux ventricules égaux. Dans certains cas même, le ventricule droit devient plus grand que le ventricule gauche et la cloison renversant sa convexité fait alors saillie dans le ventricule gauche.

L'hypertrophie s'étend aux colonnes charnues, surtout à celles du premier ordre, si bien que, malgré l'augmentation de volume du ventricule droit, sa capacité ne dépasse pas celle du ventricule gauche. La valvule tricuspide est quelquefois altérée en même temps.

Les rétrécissements acquis situés en aval de l'insertion valvulaire sont encore plus rares que les précédents. Dans un cas dû à M. Villigk[1], il existait

---

1. *Sectionsergebnisse an der Prager Pathologische-anatomischen Anstalt* (1854).

avec un rétrécissement de la branche droite de l'artère pulmonaire, une hypertrophie (sans dilatation) du ventricule droit, et une dilatation très marquée de l'oreillette droite.

Quelque rares que soient les anévrysmes du tronc ou des grosses branches de l'artère pulmonaire, on en trouve cependant quelques exemples [1], et dans la plupart de ceux où l'état du cœur est signalé, il existait une dilatation avec hypertrophie du cœur droit.

Les thromboses de l'artère pulmonaire, les compressions de ce vaisseau par des tumeurs ou des anévrysmes de l'aorte peuvent avoir les mêmes conséquences sur le cœur. On peut en dire autant des anévrysmes artérioso-veineux qui font communiquer le tronc de l'aorte avec l'artère pulmonaire.

En résumé, toute lésion congénitale ou acquise qui crée un obstacle au cours du sang dans l'artère pulmonaire, quels que soient du reste le siège et la nature de cet obstacle, est susceptible de produire au bout d'un certain temps des dilatations et des hypertrophies des cavités droites du cœur.

A la suite des altérations congénitales ou acquises de l'artère pulmonaire, il faut placer les communications anormales des cavités du cœur, qui paraissent n'être, dans la majorité des cas, qu'une conséquence de sténoses pulmonaires développées pendant le cours de la vie embryonnaire. La cyanose est une maladie congénitale, constituée au point de vue symptomatique par une coloration bleue de la peau et des

1. De Busac, Th. doct., Paris, 1858.

membranes muqueuses, par des palpitations cardiaques et par une dyspnée, continue ou intermittente, mais dont un des caractères marquants est de s'exagérer de temps à autre, et de se présenter sous la forme d'accès de suffocation (J. Grancher, *Dict. des sc. encycl.*). Senac, Morgagni, Corvisart, E. Gintrac (*Observ. sur la maladie bleue*, 1824), Louis (*Arch. gén. de méd.*, 1825), Bouillaud (*Arch. gén. de méd.*, 1824), Deguise (Th. de doct.), Cruveilhier (*Traité d'anat. path.*), etc., insistent sur la fréquence des dilatations et des hypertrophies cardiaques dans les cas de ce genre, et en donnent diverses interprétations. On admet généralement aujourd'hui que le fait primordial, celui qui domine la pathogénie des communications inter-ventriculaires et inter-auriculaires congénitales, qui explique l'hypertrophie et la dilatation cardiaques accompagnant ces lésions, c'est la sténose de l'artère pulmonaire.

Dans presque toutes les observations de cyanose, d'après Grancher (*loc. cit.*), on voit que les parois du cœur sont le siège de modifications remarquables. Dilatation simple de l'oreillette droite, ou dilatation avec amincissement des parois ; hypertrophie simple ou hypertrophie excentrique du ventricule droit, telles sont les lésions les plus fréquentes, et remarquons qu'ici encore elles portent sur le cœur droit. Quant aux cavités gauches, elles restent normales et même, dans certains cas, elles ont paru rétrécies. Il est regrettable, ajoute M. Grancher, que l'état de la fibre cardiaque ait aussi peu attiré l'attention des observateurs ; on ne le trouve mentionné dans aucune autopsie.

« Le rétrécissement pulmonaire une fois constitué, dit M. Maurice Raynaud (*Nouv. dict. de méd. et chirurg. prat.*), les modifications consécutives du cœur se comprennent à merveille. Le ventricule droit s'hypertrophie parce que l'obstacle circulatoire exige de sa part un surcroît d'action, mais il n'éprouve qu'une dilatation faible ou nulle, parce que le cloisonnement encore incomplet du cœur permet au sang de refluer dans les cavités gauches qui fournissent ainsi un moyen de dérivation. Ce cloisonnement lui-même va subir un arrêt par suite du reflux en question. Si la lésion a pris naissance avant le développement de la cloison ventriculaire, c'est-à-dire avant la fin du second mois, les deux ventricules continuent à communiquer entre eux, et la communication est d'autant plus large que l'artère pulmonaire reste fermée à une époque plus rapprochée de la conception. Si, au contraire, les ventricules se trouvaient déjà isolés l'un de l'autre, au moment de l'oblitération de l'artère pulmonaire, l'afflux du sang de l'oreillette droite dans le ventricule correspondant, se trouvant entravé, un courant puissant s'établit du côté droit au côté gauche et le trou de Botal reste béant. Mais comme l'aorte reste désormais la seule voie ouverte au cours du sang, ce liquide ne peut plus parvenir aux poumons par l'intermédiaire du canal artériel qui, à son tour, persiste après la naissance, à l'état de conduit perméable. »

Symphyse cardiaque[1]. — L'adhérence des deux

1. Voir Morel-Lavallée (Th. doct., Paris, 1886).

feuillets du péricarde retentit-elle forcément sur le cœur, et dans quelles conditions?

La science n'est pas encore bien fixée sur ce point; toutefois Barrs (*Lancet*, 1881) écrivait ceci : « Il semble aujourd'hui généralement admis que les adhérences limitées et allongées ont peu d'importance, et qu'il faut essentiellement, pour produire des modifications sur le cœur, que les adhérences soient *résistantes et chroniques*. » On peut, je crois, se rallier à cette opinion généralement admise; mais je vais aborder plus longuement l'importante discussion de l'hypertrophie ou de l'atrophie du cœur dans la symphyse cardiaque.

Laënnec disait que dans la grande majorité des cas, cette affection ne donnait lieu à aucun phénomène morbide ; c'était aussi l'avis de Bouillaud. Cependant Andral citait dans ses cliniques un cas d'hypertrophie cardiaque avec adhérence générale du péricarde. Hope, Beau, Kennedy, constatèrent dans presque tous les cas l'hypertrophie avec dilatation. Pour Hope, le muscle cardiaque s'hypertrophie parce que les adhérences qui entravent son jeu lui nécessitent un surcroît de travail. Pour Beau, c'est plus compliqué : quand l'épanchement péricardique se résorbe, il se fait une tendance au vide entre les deux feuillets, d'où rétraction excentrique du sac péricardique et dilatation du cœur. Celui-ci est alors obligé de s'hypertrophier pour chasser la plus grande masse de sang qui stagne dans ses cavités. Mais l'hypertrophie avec dilatation se rencontre, non seulement alors que la péricardite est récente, mais quelquefois, ainsi qu'il résulte de plusieurs observations de Barrs et de Morel-Lavallée, immédiatement après, sinon *pendant* une péricardite rhumatismale aiguë, et même une péricardite sans épanchement.

En regard de ces auteurs, se trouvent ceux qui considèrent l'atrophie comme ordinaire : Barlow, Chevers, Walshe, Cruveilhier. Voici maintenant des opinions mixtes : pour Stokes, Gairdner, Wilks, l'adhérence du péricarde n'influe pas nécessairement sur le cœur. « Si elle avait une action, dit en substance Gairdner, elle produirait plutôt l'atrophie; quand il y a hypertrophie, cela tient à des lésions valvulaires antérieures »…. Friedreich fait remarquer que la péricardite frappe souvent les cœurs hypertrophiés.

M. Paulin[1] résume ainsi l'état de la question : il est admis généralement que les lésions du péricarde retentissent au bout d'un certain temps sur le myocarde, mais cette myocardite secondaire ne détermine pas de diminution du volume du cœur. Dans la majorité des cas, la péricardite chronique avec symphyse cardiaque paraît s'accompagner d'augmentation du volume du cœur, qu'il y ait simplement dilatation ou hypertrophie vraie. Mais ce qui rend l'interprétation difficile, c'est que très souvent, il existe en même temps des lésions d'orifice qui peuvent également rendre compte de cette augmentation de volume du cœur.

Maladies de l'appareil respiratoire[2]. — Les affections pulmonaires, en réduisant le champ de l'hé-

---

1. Thèse de Paris, 1880.
2. Consulter la thèse de Pitres, déjà citée et l'ouvrage de G. Paul, déjà cité.

matose, et surtout en opposant un obstacle à la circulation pulmonaire, retentissent sur le cœur, et surtout sur le cœur droit. Il existe entre le cœur et le poumon une telle solidarité anatomique et physiologique, que les lésions de l'un de ces organes entraînent presque nécessairement des troubles dans le fonctionnement de l'autre.

Le plus habituellement, c'est le cœur qui détermine des accidents du côté du poumon, mais très souvent aussi c'est le poumon qui est primitivement atteint, et ce sont alors les altérations pulmonaires qui retentissent sur l'organe central de la respiration. Il n'est pas, en effet, de modification, si légère soit-elle, de la respiration qui n'ait nécessairement un retentissement immédiat sur la circulation.

M. Piorry[1] a constaté sur le vivant par la percussion qu'on pouvait augmenter le volume du cœur, en gênant la respiration ou en la suspendant pendant quelques instants et le diminuer au moyen d'inspirations profondes et répétées. Et, d'après certains auteurs, dont l'opinion est peut être exagérée, l'action du poumon sur le cœur droit aurait une valeur pathogénique au moins égale, si ce n'est supérieure, à celle qui est exercée par le cœur sur le poumon[2]. Ces notions, du reste, ne sont pas des acquisitions nouvelles de la science moderne. Sénac (*loc. cit.*) consacre un paragraphe à l'influence des troubles pulmonaires sur la respiration. Kreisig[3] insiste à plusieurs reprises sur les rapports étroits

1. *Gazette hebd.*, 1858, p. 788.
2. Xavier Gouraud (Thèse de doct., Paris. 1865).
3. Traduct. italienne en 7 vol. de Guiseppe Ballarini, Pavie, 1819.

qui unissent, dans les conditions physiologiques, le cœur et le poumon, et sur leur solidarité dans les maladies. « Toute cause, dit-il, qui trouble la respiration, qu'elle consiste en un empêchement extérieur mécanique, ou en une maladie des organes destinés à cette fonction, doit nécessairement troubler la vitalité du cœur, et cela, soit en modifiant l'entrée et la sortie du sang dans ses cavités, soit en en modifiant la composition chimique, soit en faisant dévier de leur état normal l'un et l'autre de ces processus. » Et plus loin, il ajoute que les maladies du poumon ont une influence peut-être plus grande sur le cœur et le pouls que les maladies du cœur lui-même. Il était difficile, on en conviendra, de dire plus de choses en si peu de mots.

Les mouvements respiratoires sont par eux-mêmes une des causes adjuvantes les plus efficaces de la circulation pulmonaire. Toutes les fois que, pour une cause ou pour une autre, ces mouvements sont gênés ou empêchés, la circulation pulmonaire se ralentit, et le sang s'accumulant de proche en proche, en arrière de l'obstacle (c'est-à-dire du réseau capillaire du poumon), distend et dilate les cavités droites du cœur. Cette dilatation du cœur droit est très fréquente dans les asphyxies pulmonaires; on l'observe dans le croup, l'angine striduleuse, la broncho-pneumonie, la bronchite capillaire ; on l'observe quelquefois, avec des caractères inquiétants de gravité, dans le cours des accès de toux, dans la coqueluche, et surtout dans l'asthme. M. François Franck[1] a pu

---

1. *Travaux du laboratoire de M. Marey*, 1877, t. III, p. 187.

étudier un cas de ce genre dont il raconte l'histoire
en quelques lignes dans son mémoire sur les *changements de volume* du cœur. Il s'agit d'une malade
qui, sous l'influence d'une émotion, de la respiration
dans une atmosphère chargée de vapeurs irritantes,
de l'odeur du tabac, etc., était prise de dyspnée,
d'angoisse précordiale et d'une sensation de plénitude de la poitrine qui correspondait à un fait réel :
la dilatation du cœur droit. Par la percussion, on
constatait, en effet que, dans ces moments de crise,
l'espace occupé par la matité cardiaque, augmentait
d'étendue et s'étendait transversalement au point de
dépasser de 3, 4, 5 et 6 centimètres le bord droit du
sternum. L'exploration cardiographique fournissait
alors une forme toute particulière du tracé (pulsations négatives), accusant une réplétion diastolique
énorme et une faible évacuation systolique. Pendant
cette phase d'accidents cardiaques qui paraissaient
dus à un spasme des vaisseaux intra-pulmonaires et
des bronches, le cœur gauche ne recevait que très
peu de sang et le pouls de la malade devenait de
moins en moins perceptible au doigt. Une syncope
terminait souvent la scène, et les accidents se dissi-
paient rapidement, aussitôt après la reprise des battements du cœur. On reproduit exactement tous ces
phénomènes chez les animaux dont on étudie les
changements de volume du cœur par l'exploration
intra-péricardique, d'après les procédés indiqués
par M. François Franck, en comprimant l'artère pulmonaire, en insufflant le poumon, ou en injectant
de l'air dans l'oreillette droite. Ces trois sortes d'expériences ont pour effet commun de mettre obstacle

au cours du sang dans le poumon; le ventricule droit ne pouvant expulser le sang qu'il reçoit, se distend de plus en plus, pendant que la pression s'abaisse progressivement dans le système aortique, car le sang ne traversant le poumon qu'avec peine, arrive en quantité moindre dans le cœur gauche dont le débit est nécessairement diminué.

Il en résulte une anémie cérébrale, et si on prolonge l'expérience, une mort rapide. Ces phénomènes rappellent tout à fait ce qu'on observe chez l'homme dans les cas d'embolie de l'artère pulmonaire. La succession des accidents, le mécanisme de la mort sont les mêmes, quelle que soit la cause de l'arrêt brusque de l'auscultation pulmonaire.

Plusieurs maladies aiguës ou chroniques du poumon exercent sur le cœur, des influences analogues, mais naturellement moins énergiques.

La *pneumonie aiguë* s'accompagne, dans certaines circonstances, de dilatations du cœur droit. Chez presque tous les sujets morts dans le cours de cette affection, on trouve le ventricule et l'oreillette droits gorgés de caillots cruoriques ou fibrineux. Mais la présence de ces caillots pourrait être le résultat de l'asphyxie, et pour étudier les rapports de la pneumonie avec la dilatation du cœur, c'est à la percussion et à l'examen clinique des malades qu'il faut avoir recours. Or, l'exploration attentive du cœur dans la pneumonie aiguë démontre assez souvent l'existence d'une augmentation très appréciable et temporaire de la matité précordiale.

Cette dilatation temporaire du cœur dans le cours de la pneumonie aiguë a été notée par Friedreich;

M. Durosiez l'a constatée un grand nombre de fois chez l'adulte. Corvisart[1] pensait aussi que les affections aiguës du poumon pouvaient entrainer ces graves désordres : « Au nombre, dit-il, des obstacles qui deviennent ordinairement cause des anévrysmes passifs du cœur, je place presque toutes les affections *tant aiguës* que chroniques du poumon, puisque toutes elles tendent à s'opposer d'une manièr emarquée au passage du sang des cavités droites du cœur dans les cavités gauches de cet organe. »

Il cite encore un cas où « la péripneumonie semble avoir été la cause de l'anévrysme passif du cœur affectant le ventricule droit, en raison de l'engorgement qu'elle fait naitre dans le poumon, et que l'on doit considérer comme un obstacle puissant au cours du sang ».

Grisolle cite un cas où, à la suite d'une pneumonie, il y a eu hydropisie et stase veineuse probablement par insuffisance tricuspide. Mais il n'y a pas de fait qui prouve qu'une seule pneumonie produise une dilatation cardiaque chronique, à moins qu'il n'y ait eu endocardite ou autre inflammation du cœur par propagation.

Les *pleurésies* donnent souvent lieu à des altérations graves et persistantes du myocarde. Il ne faut pas trop s'en rapporter à ce sujet, à Sénac, bien qu'il prononce ce mot de *pleurésie* ; il est évident qu'il veut parler de pneumonie (le poumon prend l'aspect du foie). Mais on connait un certain nombre de cas de pleurésie chronique avec adhérences com-

1. *Essai sur les maladies organiques du cœur*, 1806, p. 113.

pliquées de dilatation du cœur droit. On en trouve des exemples dans Stokes, dans la thèse de M. Mora (1874), M. Baumler[1] en a rapporté trois observations.

Le fait devient surtout évident lorsque la pleurésie adhésive s'est accompagnée de pneumonie interstitielle et de dilatation bronchique, non seulement des grosses bronches, mais encore des petits rameaux. et donne à l'auscultation ce bruit de friture, si particulier, avec un catarrhe des plus abondants. Cette affection peut laisseur vivre les gens fort longtemps, et M. C. Paul en a eu sous les yeux de bien remarquables exemples.

L'un de ces malades, affecté depuis plus de trente ans d'une telle induration avec catarrhe considérable, n'en avait pas moins conservé une voix forte et sonore qui lui permettait de faire de l'enseignement depuis plus de vingt ans dans un grand amphithéâtre ; ce n'est que longtemps après que le cœur s'était forcé et le ventricule droit dilaté, et que l'irrégularité du rythme du pouls indiquait l'altération du myocarde.

C'est, en effet, dans ces formes chroniques de la pleurésie qu'on constate ce retentissement sur le cœur, et plus particulièrement dans le cas où les fausses membranes, épaisses et résistantes, enveloppent le poumon et l'empêchent de se dilater pendant les mouvements respiratoires, ou bien lorsque des adhérences solides le fixent à la paroi thoracique et empêchent ainsi le jeu de son élasticité. Dans les cas de ce genre, si la maladie a duré assez long-

1. *Deutsches Archiv für klinische Medecin*, t. XIX, p. 471, (1877).

temps, on trouve fréquemment, à l'autopsie, le cœur augmenté de volume; ses cavités sont dilatées et ses parois épaissies, bien que les appareils valvulaires soient sains. Dans une observation recueillie dans le service de M. le professeur Potain, et insérée dans la thèse de M. Mora, déjà citée, il est question d'un malade de 72 ans qui présentait tous les signes d'une affection mitrale compensée. Quand il mourut, on lui trouva le cœur hypertrophié, les valvules saines et des adhérences pleurales étendues.

C'est probablement la même cause qu'il faut attribuer à l'état du cœur dans un cas que Stokes rapporte, avec beaucoup de détails, et dans lequel, à l'autopsie d'un homme qui avait succombé à des accidents ultimes d'une affection organique du cœur, on trouva une grande dilatation de cet organe, sans aucune altération des valvules, mais la cavité pleurale du côté gauche était oblitérée, dans sa totalité, par d'anciennes adhérences organisées. M. Pitres cite, dans son excellente thèse, un certain nombre d'observations aussi probantes.

Cette action des lésions pulmonaires sur le cœur droit se montre d'autant plus, que la durée en est plus grande. Aussi, celle qui se montre au premier rang, parce qu'elle est compatible avec une longue durée de l'existence, c'est l'emphysème, et surtout l'emphysème accompagné de catarrhes à répétition[1]. Les anciens le disaient : L'asthme tourne au catarrhe, et le catarrhe en hydropisie. M. Pidoux, comparant

---

1. SÉNAC, *Traité de la structure du cœur*, t. II, liv. VI, 1783. — Louis, *Mémoires de la Société médicale d'observation*, t. I, p. 160 (1837).

avec raison l'emphysème, ou dilatation pulmonaire, avec la dilatation cardiaque, disait, en parlant le langage de Corvisart, que ces malades possédaient un anévrysme passif cardio-pulmonaire.

La *bronchite chronique*, l'*emphysème pulmonaire*, la *dilatation bronchique*, la *sclérose du poumon*, s'accompagnent presque toujours de dilatation avec ou sans hypertrophie du cœur, plus particulièrement du cœur droit. Louis, dans 42 autopsies d'emphysémateux, a trouvé le cœur augmenté de volume 19 fois. Dans un cas, il avait le double de son volume ordinaire, et dans 2 autres cas, il était encore plus gros.

Dans la bronchite chronique, le poids du cœur atteint, en général, d'après les relevés de Peacock[1], de 396 à 425 grammes.

Enfin, la dilatation et l'hypertrophie cardiaques sont tellement fréquentes dans la dilatation bronchique avec sclérose pulmonaire que, dans les cas difficiles, on peut se servir de l'état du volume du cœur comme d'un bon élément de diagnostic entre ces lésions et la phtisie pulmonaire.

Pourtant, d'après M. Huchard, il existe des emphysèmes pulmonaires chez les artério-scléreux ou des bronchites à répétition de même nature, où les altérations cardiaques sont, non pas consécutives, mais concomitantes. C'est le processus artério-scléreux qui commande la double lésion.

Il existe, dans les cardiopathies artérielles, une forme à laquelle M. Huchard donne le nom d'*hémo-*

---

1. *Monthly Journal*, 1854.

bronchite (mot employé autrefois par Woillez pour
indiquer l'association de la congestion pulmonaire à
la bronchite). Il s'agit de malades de 40 à 50 ans
atteints d'une sorte de susceptibilité catarrhale des
bronches caractérisée par des bronchites à répétition. Celles-ci sont toujours accompagnées d'une congestion chronique et permanente des deux poumons,
siégeant le plus souvent aux bases, et persistant encore pendant des mois et même des années, après la
guérison des poussées bronchitiques. Plus tard, si on
n'y prend pas garde, les bronchites répétées avec
congestion pulmonaire, pourront aboutir à la formation de foyers de pneumonie interstitielle et chronique, et il sera possible de constater à leur niveau
l'existence d'une légère submatité avec respiration
soufflante, ou même souffle bronchique. A un examen
superficiel, on a cru qu'il s'agissait d'une simple
maladie de l'appareil bronche-pulmonaire. Eh bien,
si on cherche, on trouve le plus souvent les signes
d'une sclérose cardiaque associée à la sclérose pulmonaire.

Pour Boy-Teissier [1], la localisation et la persistance
des râles sous-crépitants aux deux bases pulmonaires
sont deux signes d'une grande valeur. Toutes les fois
que cet auteur a rencontré, après plusieurs examens,
des râles sous-crépitants des deux côtés et ne remon-
tant pas au-dessus du tiers inférieur du poumon, il
a pu constater une altération de l'appareil cardio-
vasculaire, souvent peu apparente, mais réelle.

---

1. Boy-Teissier, *Poumon cardiaque.* — Congrès de Marseille pour
l'avancement des sciences. 1891.

L'emphysème pulmonaire, fréquent chez ces malades, procède d'une lésion semblable à celle qui est consécutive pour le cœur à la sclérose des coronaires, ce qui doit faire penser que l'emphysème, au point de vue anatomique, doit être au poumon ce que l'angine de poitrine est au cœur. C'est même ce qui explique pourquoi ces emphysémateux, qu'il ne faut pas confondre avec d'autres, peuvent mourir subitement. Lorsqu'on se trouve en présence d'un emphysème pulmonaire, la clinique enseigne que l'on doit envisager deux phases successives de la maladie, une phase pulmonaire et une phase cardiaque : elle enseigne encore que la seconde est toujours consécutive à la première. C'est ainsi que l'emphysémateux, devenu cardiaque, ne l'est qu'à la faveur du retentissement de la lésion pulmonaire sur le cœur, retentissement qui s'accuse d'abord par une augmentation de la tension vasculaire dans la petite circulation, ensuite par une dilatation des cavités droites du cœur, laquelle aboutit souvent à l'asystolie. Ici l'hydraulique joue un grand rôle dans la production des accidents cardiaques ; l'augmentation de la tension veineuse dans le système pulmonaire est le mécanisme toujours invoqué pour expliquer la dilatation consécutive des cavités droites du cœur, et on laisse trop souvent de côté un élément bien plus important, celui de l'artériosclérose qui ajoute une cause de plus pour la distension des deux cavités ventriculaires. Il en résulte que, parfois, les deux périodes de l'emphysème pulmonaire peuvent être renversées dans leur ordre d'apparition, et qu'ainsi on observe d'abord une phase cardiaque, ensuite une phase pulmonaire.

Voici deux emphysémateux :

L'un est un phtisique au deuxième ou troisième degré, ou encore c'est un malade sujet à des catarrhes bronchiques répétés depuis plusieurs années. Dans le premier cas, la surface pulmonaire a pu diminuer de moitié : dans le second, les secousses continuelles de toux convulsive ont déterminé un emphysème plus ou moins étendu, le plus souvent d'origine expiratoire. Chez ces deux malades, l'emphysème peut être très accusé, et, cependant, on ne constate pas toujours un retentissement de l'affection respiratoire sur le cœur. Celui-ci, au contraire, chez le phtisique, est petit, atrophié, revenu sur lui-même, sans trace apparente d'altération du myocarde ; et, dans tous les cas, le retentissement cardiaque est limité aux cavités droites ; il est caractérisé par leur simple distension, sans lésion ou avec une lésion peu marquée de leurs parois.

L'autre emphysémateux est un héréditaire, un asthmatique, qui peut n'avoir de l'asthme que l'emphysème pulmonaire ; le plus souvent c'est un artério-scléreux, toujours d'après M. Huchard. Dans ce cas, l'emphysème est lobaire, généralisé à tout un lobe, au lieu d'être limité à un nombre plus ou moins considérable de lobules ; il est primitif, au lieu d'être secondaire, constitutionnel, au lieu d'être mécanique ; caractérisé par des déchirures et de vastes destructions alvéolaires, coïncidant souvent avec des distensions lobulaires peu étendues, tandis que dans l'emphysème purement mécanique, les

lobules pulmonaires peuvent acquérir une distension
beaucoup plus grande en l'absence de toute rupture
pariétale. Pourquoi ces différences? C'est parce que,
ici, dans le premier cas, dans l'emphysème mécanique, la distension alvéolaire *est toute la lésion*,
qu'elle est primitive, qu'elle se produit sur un tissu
sain, et que les déchirures alvéolaires sont consécutives; c'est parce que là, dans l'emphysème constitutionnel, la distension alvéolaire est secondaire à la
lésion des parois. L'artério-sclérose peut se localiser
primitivement sur le poumon, comme elle peut se
localiser primitivement sur le cœur chez les cardio-
pulmonaires.

Pour les deux sortes d'emphysème, la différence se
poursuit sur le terrain clinique. Dans l'emphysème
purement *mécanique*, le danger est constitué par
l'exagération de la tension dans la petite circulation,
laquelle se traduit par un retentissement diastolique
au foyer de l'orifice pulmonaire, c'est-à-dire à gauche
du sternum.

Dans l'emphysème *constitutionnel*, il est caractérisé par l'exagération de la tension dans la grande
circulation, laquelle se manifeste par le retentissement diastolique au foyer de l'orifice aortique,
c'est-à-dire à droite du sternum. Il en résulte qu'il
existe deux sortes de pseudo-asthme cardiaque :

L'un que l'on rencontre chez les cardiaques valvulaires (pseudo-asthme cardiaque), dû à l'augmentation de la tension pulmonaire, avec accentuation du
bruit diastolique, à gauche du sternum, constitué
par un état de dyspnée subintrante, souvent continue, entrecoupée par des accès paroxystiques qui

n'atteignent jamais l'intensité de la seconde espèce :
c'est celui des cardiaques, ou plutôt des dyspnéiques
rouges, avec congestion pulmonaire passive, à la
face cyanosée, aux membres infiltrés, aux congestions
passives.

L'autre, que l'on rencontre chez les cardiopathes
artériels (pseudo-asthme *aortique*), dû à l'exagération
de la tension artérielle, augmentée encore par l'état
spasmodique et intermittent des artères viscérales
ou périphériques, est caractérisé par une exagération du deuxième bruit aortique. C'est celui des
cardio-artériels ou plutôt des dyspnéiques *blancs*, à
la face pâle et anémiée, au pouls fort et vibrant avec
emphysème pulmonaire. La dyspnée, chez ces derniers, est paroxystique, assez souvent nocturne ; elle
s'accompagne d'une sensation de barre ou de poids
épigastrique ; parfois de sensations angineuses rétro-
sternales ; le plus ordinairement d'origine toxique,
elle est caractérisée par des périodes plus complètes
d'accalmie pendant lesquelles on la voit se manifes-
ter seulement sous l'influence de l'effort. Souvent,
dans cette seconde espèce, les symptômes pulmonaires sont tellement prépondérants, qu'ils font mé-
connaître non seulement la gravité, mais même
l'existence d'une affection cardiaque.

J'ai parlé de *la phtisie*. Contrairement à ce qui a
lieu dans les autres maladies chroniques du poumon,
le cœur est presque toujours diminué de volume.
Cette proposition qui est en opposition avec les idées
émises autrefois par Sénac, Portal[1], a été placée par

1. *Nature et traitement de la phtisie*, Paris, 1809, t. II, p. 560.

les recherches de Louis[1], de Bizot, de Peacock au-dessus de toute contestation.

Sur 112 sujets morts de phtisie, Louis n'a trouvé que 5 exemples d'une augmentation manifeste du volume du cœur. Dans la plupart des cas, cet organe était au-dessous de ses dimensions ordinaires; il avait à peine la moitié ou les deux tiers du volume qui lui appartient à l'état normal.

Bizot[2] a étudié les dimensions du cœur chez 57 phtisiques adultes et les a comparées aux dimensions du même organe pris chez 65 sujets adultes, morts d'autres maladies.

Le résultat de cette comparaison, c'est que « toutes les moyennes prises chez les phtisiques sont inférieures aux moyennes prises chez des sujets qui ont succombé à d'autres affections et cela aussi bien chez l'homme que chez la femme », en d'autres termes que « le cœur est plus petit chez ceux qui succombent à l'affection tuberculeuse que chez les autres. »

Au milieu de cette diminution générale du poids, du volume et de la capacité du cœur, il y a pourtant un orifice qui, d'après M. le professeur Jaccoud[3], subit un accroissement notable; c'est l'orifice auriculo-ventriculaire droit. Il résulte de ses observations que, toutes les fois que le poumon est altéré dans une grande étendue, qu'il est creusé de cavernes multiples et qu'il n'y a pas d'hémoptysies tardives,

1. *Anat.-path. et thérap. de la phtisie*, Paris, 1843, p. 58 (2ᵉ édit.).
2. *Mém. de la Soc. médic. d'observ.*, t. I. 1837, p. 262.
3. *Leçons de clin. méd.*, à Lariboisière, p. 347.

l'orifice tricuspide est dilaté et ses valvules sont insuffisantes.

Le mécanisme de cette dilatation de l'orifice auriculo-ventriculaire droit s'expliquerait, d'après M. Jaccoud, par l'imperméabilité de l'artère pulmonaire « qui amène la surcharge du ventricule droit, et l'orifice de communication avec l'oreillette est forcé mécaniquement par le sang qui ne trouve plus libres les voies régulières de son écoulement ». Ce trouble de la circulation cardiaque a pour effet de diminuer la pression sanguine dans les vaisseaux pulmonaires et c'est à lui que la plupart des phtisiques devraient de n'avoir pas d'hémoptysies tardives. Ce ne sera pas sortir de mon sujet que de dire quelques mots d'une question dont l'importance clinique est considérable; je veux parler de l'antagonisme existant, d'après certains auteurs, entre la tuberculose pulmonaire et certaines affections cardiaques accompagnées d'hypertrophie[1].

Les cliniciens ont remarqué depuis longtemps déjà la rareté de la coïncidence d'une affection cardiaque et de la phtisie pulmonaire chez le même sujet. Rokitanski[2] tenta d'expliquer le fait en admettant une espèce d'antagonisme dyscrasique entre les maladies du cœur et la tuberculose. Pour cet auteur, les maladies du cœur font partie de la catégorie de ces maladies qui entravent la circulation pulmonaire, telles que les déformations de la poitrine, les épanchements pleurétiques, la grossesse, le catarrhe

____

1. Consulter à ce sujet la thèse du Dr Caënens, Lyon, 1892.
2. *Anat.-path.*, p. 516.

chronique, l'emphysème, la dilatation des bronches, et sont, pour cette raison, incompatibles avec la tuberculose pulmonaire. Ce sont les congestions passives du poumon et, par suite, l'insuffisance de l'hématose se rencontrant dans des maladies, au premier abord, si différentes les unes des autres, qui donnent la véritable solution de cette immunité.

Lépine[1] admet que la maladie mitrale gêne le développement de la tuberculose, en œdématisant le poumon, et par cela même, en imbibant ses éléments anatomiques par le sérum sanguin (dont on connaît aujourd'hui les propriétés bactéricides).

Mais les données de la clinique, si l'on excepte les signes pathognomoniques, sont incertaines et sujettes à discussion; la valeur diagnostique d'un symptôme est rarement absolue, et c'est ainsi qu'il arrive parfois de créer de toutes pièces une maladie qui n'existe pas. Le cœur est justement l'objet d'erreurs fréquentes de diagnostic; les souffles extra-cardiaques imitent, dans certains cas, avec une précision remarquable, les souffles organiques. Dans ces conditions, le doute peut toujours exister et, dès lors, la concomitance n'est plus certaine. De même, le poumon, dans le cas d'affection cardiaque bien caractérisée, est susceptible de présenter des symptômes morbides qui laissent croire à une tuberculose (Tripier, *Lyon, méd.* 1879); les râles de congestion ou d'œdème peuvent se concentrer et se localiser de manière à éveiller l'idée de lésions de ramollissement. Il est donc difficile de diagnostiquer pendant

---

1. Thèse d'agrég., 1872.

la vie, la concomitance des deux maladies, étant
donné le doute qui peut exister, soit du côté du
poumon, soit du côté du cœur, malgré l'analyse
raisonnée des symptômes. L'autopsie, qui place les
lésions devant les yeux, lève tous les doutes, en dé-
voilant manifestement la présence simultanée de
foyers tuberculeux et de déformations valvulaires.

Mais les documents anatomo-pathologiques n'abon-
dent pas et Frommolt[1] qui donne la statistique la
plus complète en ce genre, se contente de relater,
sans aucun commentaire, les lésions pulmonaires et
cardiaques trouvées à l'autopsie, en ajoutant le
diagnostic, le plus souvent inexact, porté pendant la
vie.

Cependant la concomitance des deux ordres de
lésions soulève bien des problèmes, dont la solution
ne peut se trouver que dans l'étude approfondie des
observations, avec tous leurs détails, et dans la comparaison des résultats de l'autopsie.

La phtisie retentit-elle sur le cœur? Y a-t-il des
lésions de l'endocarde de nature spécifique? Les
affections cardiaques peuvent-elles amener le développement de la phtisie?

Et puis, dans un autre sens, la phtisie marche-
t-elle chez un cardiaque, comme chez un individu
sans lésion valvulaire? Une affection du cœur évo-
luera-t-elle chez un tuberculeux comme chez un
autre sujet?

Si la clinique seule est le plus souvent entachée
d'erreur dans le diagnostic de l'association de deux

1. *Archiv. d'Heilk*, 1875, p. 258.

affections, si l'anatomie pathologique est parfois insuffisante dans ses renseignements, il faut demander le concours simultané de l'une et de l'autre, la confirmation de l'une par l'autre, pour répondre à ces questions.

Il importe de remarquer, avec M. le professeur R. Tripier, deux formes d'affections du cœur, ou plutôt, deux stades d'un même processus évolutif, essentiellement distincts et qu'il ne faut pas confondre : *la lésion du cœur et la maladie du cœur.* Cette division est basée sur la présence ou non des troubles circulatoires généraux, et *des signes locaux de l'hypertrophie cardiaque.*

Il y a des affections du cœur silencieuses, pour ainsi dire, et dont l'existence doit être recherchée attentivement. On les rencontre chez bien des gens qui en sont porteurs, sans qu'ils s'en soient doutés en aucune façon.

Ces affections latentes doivent être séparées des affections du cœur, dont le cortège symptomatique, plus ou moins bruyant, est le résultat de la congestion des principaux viscères. Dans ce cas, le processus morbide ne reste pas limité aux valvules seules, mais envahit le muscle cardiaque lui-même dans son tissu propre qui *s'hypertrophie* par hypernutrition des fibres musculaires et plus encore peut-être par hyperplasie des fibres conjonctives. Le malade est devenu un cardiaque, et la maladie du cœur est constituée; elle comprend l'hypertrophie du cœur avec les troubles généraux de la circulation qui l'accompagnent.

Si on considère maintenant les lésions pulmonaires, on constate que la tuberculose offre tous les degrés d'évolution, depuis l'infiltration la plus discrète, jusqu'aux lésions de ramollissement, accompagnées d'excavations plus ou moins étendues, et se manifeste dans toutes ses formes cliniques, depuis la dégénérescence caséeuse, jusqu'aux productions fibreuses crétacées. On constate souvent un certain état chronique et comme stationnaire dans l'évolution tuberculeuse, les granulations sont limitées et dégénèrent lentement, les masses caséifiées semblent plus dures, et leur teinte jaunâtre habituelle est remplacée par un aspect gris-blanchâtre; de plus, leur extension est devenue plus difficile, grâce à une barrière fibreuse périphérique qui les enkyste. Dans certains cas, cette période d'involution devient une tendance manifeste à la cicatrisation. Si l'on considère isolément chaque ordre de lésions, on peut remarquer: ou bien une tendance progressive, c'est l'ulcération pour la tuberculose, c'est l'hypertrophie cardiaque accompagnée de troubles généraux de la circulation, pour les affections du cœur; ou bien une tendance à l'état stationnaire ou à la voie de régression, c'est du côté du cœur, la lésion valvulaire sans réaction hypertrophique ni troubles circulatoires, c'est-à-dire n'aboutissant pas à la vraie maladie du cœur, et du côté du poumon, c'est la forme fibro-caséeuse, fibreuse ou crétacée de la phtisie. Si on compare, en résumé, les caractères réciproques de chacun des deux ordres de lésions, lorsqu'elles sont associées, il s'affirme un sens inverse dans leur marche respective, c'est-à-dire qu'à l'évolution de l'une correspond l'involution de l'autre.

M. Caënens, dans ses autopsies, n'a jamais, en effet, rencontré les lésions cardiaques et pulmonaires au même degré d'intensité; l'une semblait plus récente et en voie de progression, l'autre était plus ancienne et semblait frappée dans son extension. Lorsque l'*hypertrophie cardiaque avait été réalisée*, on était en présence d'une tendance manifeste à la cicatrisation, ou même d'une cicatrisation complète.

Parmi les nombreuses observations renfermées dans la thèse de M. Caënens sous la rubrique : *Hypertrophie du cœur : Tuberculose en voie de guérison*, je signalerai particulièrement l'observation XI et l'observation XII : la première, intitulée *Mal de Bright; Hypertrophie du cœur; Tuberculose guérie*; la seconde, *Hypertrophie cardiaque sans lésions valvulaires; Tuberculose en voie de cicatrisation.* Dans cette dernière observation due à M. R. Tripier, il existait dans le poumon gauche une caverne enkystée, du volume d'une amande, contenant une matière blanchâtre, analogue à du mastic, et de petits noyaux caséeux enkystés de la grosseur d'un petit pois. Du côté du cœur, *hypertrophie avec légère dilatation sans lésions orificielles.* Pas de symphyse cardiaque, ni d'adhérences pleurales trop anciennes.

Quelle est l'origine des cardiopathies chez les tuberculeux? Il est très probable que le bacille, localisé en premier lieu dans le poumon, a dû déterminer secondairement des lésions spécifiques de l'endocarde. Depuis les travaux de M. R. Tripier[1], l'existence de l'endocardite tuberculeuse aiguë ne

---

1. *Archiv. de méd. expérim.*, 1890.

paraît pas contestable. Chez un vieux tuberculeux, qui a succombé à une poussée aiguë généralisée, on peut rencontrer des végétations endocardiques récentes, surajoutées à des lésions d'endocardite ancienne. Il est difficile de dire à quelle époque remonte cette première endocardite; mais ne peut-on pas affirmer que les lésions récentes démontrent la nature des lésions anciennes, et n'est-il pas logique de considérer ainsi les traces d'endocardite ancienne qu'on trouve chez les tuberculeux, surtout lorsqu'on ne peut les rapporter à d'autres affections? Le microscope ne peut donner aucune indication à ce sujet, à cause de la transformation de l'exsudat en tissu conjonctif, et cette transformation est si rapide, qu'il faut des végétations tout à fait récentes pour y trouver une structure tuberculeuse. Le tissu de nouvelle formation devient plus ou moins dur et résistant, et déterminera ou non des troubles fonctionnels, suivant son siège ou son étendue; c'est de l'endocardite chronique ordinaire. Ces considérations permettent enfin de regarder comme spécifique, l'endocardite ancienne qu'on trouve chez les tuberculeux, et on peut admettre naturellement que cette endocardite puisse être assez prononcée pour déterminer une maladie de cœur proprement dite. Il y a là certainement une nouvelle origine qu'on peut ajouter désormais dans l'étiologie des maladies du cœur; il n'est pas rare, en effet, de trouver des cardiaques dont les antécédents personnels et héréditaires sont manifestement tuberculeux. C'est l'opinion de M. le professeur Potain[1] qui, dans une leçon clinique récente,

1. *Gazette hebd. de méd. et de chir.*, 12 septembre 1891.

vient de donner son approbation aux idées de M. le professeur R. Tripier, et de confirmer cliniquement l'existence de l'endocardite tuberculeuse, en s'appuyant sur sa découverte.

Dans tous les cas où la tuberculose dévie de sa marche ulcéreuse ordinaire pour prendre une forme fibreuse limitée, substituant ainsi d'une façon insolite une tendance réparatrice à une tendance destructive, l'affection cardiaque concomitante s'affirme de plus en plus dans ses lésions jusqu'à provoquer plus ou moins l'hypertrophie de l'organe et constituer ainsi la véritable maladie de cœur.

Il faut conclure que la phtisie, frappée dans sa puissance ulcérative, par l'établissement progressif de la maladie du cœur, ne saurait vivre avec elle. *Tout dépend de l'hypertrophie du cœur;* sans elle, la phtisie évolue; avec elle la phtisie s'éteint. Dans le but de vérifier cette hypothèse, il serait intéressant de rechercher l'état du poumon dans les cas d'hypertrophie simple du cœur dont le type est réalisé dans la néphrite interstitielle. Sans attacher une grande importance à la présence des cicatrices superficielles du sommet si fréquentes, et dont l'origine tuberculeuse peut être sujette à contestation, M. Caenens signale dans quelques-unes de ses observations, l'existence de noyaux durs, gros comme une noisette, disséminés çà et là dans le parenchyme, et dont la coupe laissait apparaître une matière crayeuse enkystée.

En rappelant la connexion étiologique entre la tuberculose et certaines affections du cœur, on arrive à ce résultat curieux, qu'une maladie, en créant dans un organe certaines lésions capables de se développer, peut être atteinte dans son évolution ultérieure par l'affection nouvelle qu'elle vient d'engendrer.

S'il est avéré que l'hypertrophie du cœur est incompatible avec la marche progressive de la phtisie. cela ne veut pas dire qu'elle mette le poumon dans un état d'immunité absolue contre la tuberculose : un cardiaque peut très bien succomber à une poussée de granulie aiguë, comme on en voit des exemples ; c'est seulement sur l'évolution ultérieure des lésions que l'hypertrophie exerce son influence.

L'hypertrophie du cœur est, comme je l'ai déjà dit, fréquemment la conséquence d'une péricardite chronique avec symphyse cardiaque, et pourtant, il n'est pas rare de trouver une phtisie concomitante. Les conditions ne sont plus les mêmes, dans ce cas ; l'hypertrophie vraie est légère, et accompagnée surtout d'une dilatation des cavités qui est toujours prédominante ; et, de plus, destinée à vaincre les adhérences qui épuisent son énergie, elle agit faiblement sur la tension sanguine, et ne provoque pas les troubles circulatoires généraux qui sont un élément si important.

La symphyse cardiaque, si difficilement diagnostiquée et qui, par la variabilité de ses symptômes, fait croire à toute la série des affections cardiaques, coïncide assez souvent avec la phtisie pulmonaire. En dehors des cas de rhumatisme, elle peut être une manifestation secondaire de la tuberculose, et dès lors, leur association n'a rien qui doive étonner. Je ne signale d'ailleurs cette complication extra-cardiaque que pour la facilité avec laquelle elle simule une lésion valvulaire. J'aurai à y revenir dans le chapitre du diagnostic.

Le cœur des bossus [1]. — Il y a déjà longtemps que l'on sait que les déviations de la colonne vertébrale entraînent des troubles profonds dans les fonctions respiratoires et circulatoires.

Sauvages [2] en parle en ces termes :

Asthma a gibbo. Non solum gibbi ex asthmate fiunt quidam, quod si accidit, illi ante pubertate moriuntur, verum ex gibbositate multi in asthma deducuntur, præterquam quod fere omnes gibbi dyspnæa laborant. Cullen [3], dans sa nosologie, décrit un certain nombre de dyspnées symptomatiques, parmi lesquelles il distingue la dyspnée des rachitiques, qui est l'effet de l'ossification de l'extrémité des côtes ou de la mauvaise conformation du sternum, puis l'asthme auquel les bossus sont sujets. Mais c'est surtout Delpech [4] qui a étudié avec soin les difformités sur les appareils des diverses fonctions. Depuis, les travaux de J. Guérin, de Bouvier, analysés par Double [5], et ceux de Malgaigne ont eu plutôt pour but le côté chirurgical du problème. Enfin, nous avons, sur ce sujet particulier, une excellente thèse du Dr Sottas (Paris, 1865).

Sous l'influence de la flexion de la colonne vertébrale, non seulement dans le cas de lordose, c'est-

1. Voir C. Paul, *Diagn. et trait. des malad. du cœur*, 1887, p. 592.
2. *Nosologia Methodica*, Amsterdam, t. I, p. 667.
3. *Éléments de médecine pratique*, trad. Bosquillon, 1787, t. II, p. 373.
4. *Traité de l'orthomorphie*, 1828.
5. Rapport sur le concours de 1856 (*Acad. des sciences*, 1857).

à-dire de convexité postérieure, mais encore dans les déviations latérales, le thorax baisse en avant et forme une sorte de pli au-dessous des fausses côtes.

La région sus-ombilicale est toujours rétractée; le foie, refoulé dans la poitrine, repousse le diaphragme, et le cœur se trouve repoussé vers le haut. La capacité thoracique est toujours rétrécie. Le poumon, situé du côté de la convexité de la courbure, quand elle est latérale, et le plus souvent elle est latérale droite, est repoussé de dehors en dedans. Son bord postérieur est transformé en une lame mince. Ce poumon est le plus souvent le siège d'altérations pathologiques : emphysème, condensation et atélectasie, condensation, carnification, et même pneumonie interstitielle.

Le cœur est remonté et, en général, à sa place; ce n'est que dans les déviations extrêmes qu'il est repoussé dans un sens ou dans l'autre. Il y est plus exposé dans les scolioses gauches, à cause de l'aplatissement de la partie antérieure de la poitrine à gauche. Le cœur est, en général, augmenté de volume; le cœur droit est dilaté le plus souvent et prend la forme d'une aumônière, forme dite en *besace*. En général, il est distendu par le sang, soit liquide, soit en caillots, et cette dilatation va jusqu'à l'artère pulmonaire. L'aorte est, en général, courte, ainsi que le tronc brachio-céphalique.

Les artères sont, en général, courtes également; elles sont diversement contournées, suivant le sens et la hauteur des déviations vertébrales. Elles ne sont plus symétriques, et la gêne de la circulation, soit d'un côté, soit de l'autre, entraîne l'inégalité des deux pouls radiaux. Il en est de même de l'artère pulmonaire, dont les deux branches deviennent inégales, en rapport avec le développement inégal des deux poumons.

Les bossus sont, en général, courts d'haleine, sujets à des douleurs thoraciques, à des névralgies des nerfs, soit cérébraux-spinaux, soit du grand sympathique ; ils présentent de temps en temps de l'angine de poitrine. Cependant, on peut voir exceptionnellement des bossus, dont la cavité thoracique n'a pas été réduite, être très robustes, et sans parler de Quasimodo, M. C. Paul rappelle que bien des médecins ont pu voir, pendant longtemps, à la Charité, un bossu faisant les fonctions de brancardier, c'est-à-dire de portefaix.

La quantité d'air inspirée ou expirée est moindre qu'à l'état normal. Cela tient, d'une part, à ce que la capacité thoracique est moins grande qu'à l'état normal, et, d'autre part, à ce que les mouvements thoraciques sont limités par les modifications apportées dans la mobilité des pièces qui composent la poitrine.

« Tantôt, dit M. Jules Guérin, la dilatation du thorax est nulle des deux côtés, tantôt incomplète à droite ou à gauche. La respiration est exclusivement diaphragmatique ou abdominale dans un grand nombre de cas. Il y a un mouvement partiel des côtes supérieures du côté convexe et rentrée partielle de la base du thorax du côté concave ; enfin, mouvement d'ascension de la totalité du thorax. »

Les bossus ont de la dyspnée pour le moindre effort ; mais cette dyspnée s'aggrave à la moindre affection des voies respiratoires. La bronchite la plus simple pour un autre peut être mortelle pour eux.

L'examen du cœur est caractéristique. La pointe bat, en général, dans le cinquième espace intercostal, quelquefois dans le sixième, un peu plus rarement dans le quatrième. La distance de la pointe est, en général, augmentée (de 10 centimètres), et cela est d'autant plus remarquable que la plupart des bossus sont petits. La gêne circulatoire se trouve surtout au niveau de la petite circulation. Il en résulte une stagnation dans l'artère pulmonaire et le cœur droit, ainsi que la tension des veines jugulaires, sus-hépatiques et mésentériques.

Quand la distension a été portée jusqu'à l'insuffisance tricuspidienne, il y a reflux des jugulaires. Cependant les bossus restent quelquefois longtemps sans offrir les signes de la dilatation cardiaque. Mais, quand ils y arrivent, la cyanose se prononce à la face, aux mains, aux genoux, puis devient générale. Il y a cependant, en général, peu d'ascite et peu d'albumine dans les urines.

L'œdème des membres ne vient que longtemps après la cyanose. Ils finissent par l'asphyxie et l'asystolie aggravée par l'hydropéricarde.

HYPERTROPHIES ET DILATATIONS D'ORIGINE
GASTRO-HÉPATIQUE

C'est à M. le professeur Potain[1] que revient l'honneur d'avoir posé nettement le problème des cardiopathies secondaires d'origine gastro-hépatique. Ces troubles cardiaques se caractérisent par l'hypertrophie du cœur, la dilatation de ses cavités droites, la déviation de la pointe en dehors et enfin par l'existence d'un bruit de galop droit, en même temps que par une accentuation du deuxième bruit du cœur du même côté. Il n'est pas toujours aussi facile de constater le second terme du problème : l'existence des troubles gastriques, hépatiques ou intestinaux ; quelquefois, en effet, ils sont peu appréciables et c'est à peine s'il existe quelques modifications de sécrétion ; il faut alors s'adresser aux phénomènes subjectifs. Il faut savoir aussi que les modifications de la sensibilité sont assez indépendantes des douleurs ressenties par le malade, et que le réflexe a d'autant moins de chance de se produire que les douleurs sont plus intenses, en un mot que les troubles cardiaques sont rares dans la gastralgie, ne se manifestent pas à la suite des douleurs si atroces qui accompagnent le cancer ou l'ulcère de l'estomac. C'est le plus souvent, à la suite d'un léger embarras

1. *Congrès de l'association française*, 1878, et *Semaine méd.* 1888, p. 561.

gastrique, d'un cas de dyspepsie s'accompagnant de pesanteur après le repas, que surviennent des accès de suffocation et d'oppression liés à des troubles cardiaques.

Il en est de même pour le foie, et ces accidents ne se manifestent jamais à la suite de la colique hépatique ; en tous cas, ils ne lui sont pas proportionnels ; c'est souvent, au contraire, dans l'intervalle des accès, quand la douleur est passée, qu'apparaissent les troubles cardiaques : on pourrait même dire que les formes graves de ces accidents ne se montrent le plus souvent que lorsque le phénomène douleur n'existe pas. C'est là, du reste, une modalité particulière d'une loi très générale relative aux actes réflexes ; il n'y a jamais proportionnalité entre les deux termes de l'acte réflexe.

Ce sujet a été depuis repris par M. Rendu qui en a fait l'objet d'un mémoire couronné par l'Académie de médecine. Suivant M. Rendu, les phénomènes cardiaques produits par les affections hépatiques subissent trois phases successives.

Dans la première période, on observe des troubles fonctionnels ; les battements du cœur augmentent de fréquence et d'intensité, en même temps leur rythme s'altère, mais ces phénomènes sont passagers et les fonctions cardiaques peuvent redevenir normales.

Dans la seconde période, il y a une certaine dilatation de l'organe, qui indique que le muscle cardiaque est affaibli et le cœur forcé ; on constate, à l'auscultation, un bruit de galop à maximum xiphoïdien, et un second bruit éclatant au niveau des valvules de l'artère pulmonaire. Enfin, de temps en temps, on entend un bruit tricuspidien systolique.

Dans la troisième période, celle de l'insuffisance tricuspide confirmée, la maladie pourra encore rétrograder ; mais la lésion tricuspidienne reparaîtra et deviendra définitive. Elle entraine alors tous les phénomènes secondaires des maladies du cœur et se termine par l'asystolie.

M. Rendu a remarqué, comme M. Potain, que les affections du foie qui retentissent le plus sur le cœur ne sont pas les plus graves ; par exemple, le cancer du foie, primitif ou secondaire, lui a paru sans action. M. C. Paul en dit autant pour ce qui concerne les lésions organiques, kystes ou autres, et même pour l'hépatite suppurée, ou pour l'ictère grave par dégénérescence cellulaire rapide ; quant à la cirrhose hypertrophique avec ictère, M. Rendu a observé que, bien plus souvent que la cirrhose atrophique, elle retentissait sur le cœur. Il cite deux observations semblables, dues à MM. Ollivier[1] et Pitres[2]. Enfin, les observations de Stokes, de Potain et de Rendu font supposer qu'il faudra surtout rechercher cette action du foie sur le ventricule droit, ou tout au moins dans les maladies des voies biliaires.

Murchison[3] indique, comme conséquence des maladies du foie, les palpitations cardiaques, les irrégularités et les intermittences du pouls. Mais il faut arriver jusqu'en 1873 pour trouver un travail

1. *Union médicale*, 1871, p. 561.
2. *Bullet. de la Soc. anat.*, 1875, p. 414.
3. Traduct., J. Cyr, 1878.

précis sur la question. A cette époque, M. Gangolphe[1] publiait, sous l'inspiration de M. Clément, de Lyon, une thèse remarquable dans laquelle il rapportait neuf observations d'ictère de causes diverses (calculs biliaires, carcinome hépatique, impressions morales), dont les malades avaient présenté un bruit de souffle cardiaque à caractères bien déterminés. Ce bruit de souffle avait son maximum d'intensité à la pointe du cœur, dans le cinquième espace intercostal, au-dessous et en dedans du mamelon. Habituellement, c'est un souffle doux, mais, quelquefois, il est rude, et, dans ce cas, il peut se prolonger vers l'aisselle. Enfin, ce bruit est manifestement systolique. Ce bruit, du reste, n'a le plus souvent qu'une durée passagère ; il disparait avec la maladie qui lui a donné naissance et, d'après cela, il doit, selon toute probabilité, son origine à une semi-paralysie des muscles papillaires produite par la présence de la bile dans le sang ; il s'agit d'une insuffisance mitrale fonctionnelle.

Ces idées ont été reproduites par M. Fabre[2], de Marseille, qui a reconnu aussi les bruits de souffle dans l'ictère et les a rapportés à l'action des sels biliaires sur le sang et sur la fibre musculaire du cœur.

Depuis lors, de nouveaux travaux ont paru et les auteurs ont reconnu que des phénomènes pathologiques nombreux, accompagnés ou non de modifications anatomiques de l'organe, se manifestaient, soit

1. Thèse de Paris, 1875 (*Bruit et souffle mitral dans l'ictère*).
2. *Gazette des hôpitaux*, 1877.

à titre permanent, soit à titre temporaire, vers le cœur, sous l'influence des maladies du foie. Les noms de MM. Pitres (thèse d'agrég.), Destureaux[1], Teissier fils[2], Mossé[3]. Morel (recherches expérimentales, 1880), doivent être plus particulièrement signalés. Notons encore la thèse de M. Laurent (1880), sur les modifications des bruits du cœur dans la cirrhose du foie et les recherches expérimentales nombreuses de M. François Franck (Académie des sciences, 1879, 1880 et 1881), qui ont été faites pour établir la pathogénie de cette influence des maladies du foie sur le cœur. Citons encore un mémoire de M. Barié[4], dans lequel cette question a été traitée avec le plus grand soin et avec un sens clinique au-dessus de tout éloge.

La clinique nous montre que les maladies du foie déterminent vers le cœur des troubles variables. Tantôt, en effet, et MM. Rendu et Barrié l'ont bien reconnu, il ne s'agit que de modifications fonctionnelles de l'organe de la circulation : ralentissement des battements, palpitations, modifications dans le rythme des contractions, bruits de souffle, tous symptômes qui sont passagers, transitoires, et qui s'accompagnent ou non de gêne respiratoire plus ou moins prononcée.

Tantôt ce sont des lésions anatomiques réelles que l'on observe et qui, dès lors, deviennent permanentes. Ces lésions sont des déplacements du cœur

---

1. Thèse de Paris. 1879.
2. Congrès de l'Associat. pour l'av. des sc., Montpellier, 1879.
3. Thèse d'agrég. (*Accidents de la lithiase biliaire*, 1880.
4. *Revue de médecine*, 1885.

en totalité, ou bien des dilatations du ventricule droit, parfois aussi l'hypertrophie du ventricule gauche.

Une fois les deux éléments principaux déterminés, il reste à constater le mode de subordination de ces deux éléments, le sens et la forme de l'acte subordonné.

Le sens ? Deux cas peuvent se présenter. Ou bien l'affection gastrique est primitive, ou bien, au contraire, l'affection cardiaque est primitive, la dyspepsie secondaire. En effet, chez les sujets prédisposés, les troubles gastriques sont souvent les premiers symptômes d'une affection cardiaque ; chez la femme, en particulier, le rétrécissement mitral se manifeste fréquemment, au début, par de la chloro-anémie et des troubles dyspeptiques, alors que les signes physiques de la lésion cardiaque sont réduits au minimum et sont à peine constatables. On comprend facilement pourquoi, dans ces conditions, une erreur est possible, puisque la dilatation des cavités droites du cœur, ainsi que les troubles dyspeptiques, appartiennent aux symptômes du rétrécissement mitral ; et cependant, il importe d'être absolument fixé, car le pronostic et le traitement varient du tout au tout, dans les deux cas.

Cette subordination des accidents ressort parfois facilement de l'ordre dans lequel ils se sont présentés ; il est évident, par exemple, que la conclusion s'impose, lorsque toute digestion d'aliments, difficilement supportée par l'estomac, ramène des crises de suffocation et de dyspnée.

Mais il n'en est pas toujours ainsi ; quand, par

exemple, il s'agit d'affections hépatiques, il est bien souvent difficile de savoir quels sont les premiers symptômes qui sont apparus, et cela est d'autant plus difficile que les troubles cardiaques succèdent rarement à la colique hépatique ; d'un autre côté, comme certaines affections cardiaques s'accompagnent d'une hypertrophie du foie, le diagnostic peut présenter de réelles difficultés. Cependant, on peut dire d'une façon générale, que le foie ne se modifie que dans les périodes des lésions organiques du cœur, quand celles-ci ne sont plus que mal compensées et que, d'un autre côté, les troubles de la sécrétion biliaire sont alors peu accusés, tandis qu'ils sont souvent prédominants, quand la lésion hépatique est primitive. Il n'en existe pas moins une grande difficulté dans le diagnostic entre le foie cardiaque et l'hypertrophie cardiaque d'origine hépatique ; on constate chez un malade une augmentation du volume du foie et une hypertrophie cardiaque. La maladie du cœur a-t-elle consécutivement déterminé une congestion du foie, ou bien, au contraire, la congestion hépatique ou la lésion des voies biliaires a-t-elle retenti sur le cœur ? J'aurai à revenir sur ce point dans le chapitre du diagnostic.

Comment expliquer la pathogénie de pareils accidents ? On a édifié trois théories : les théories *mécanique, humorale et réflexe*.

Voici d'abord la théorie *mécanique* ; elle prétend trouver la raison de ces phénomènes dans la gêne mécanique du cœur produite par l'augmentation de volume des principaux organes abdominaux (distension de l'estomac ou hypertrophie du foie). Sur quelles bases a-t-on voulu l'étayer? On a dit que, dans certaines affections de l'estomac, il existe de la dyspnée, des palpitations, des tendances syncopales après chaque repas. Mais cette hypothèse ne mérite pas une longue réfutation : en effet, si l'existence de la dyspnée est incontestable chez certains dyspeptiques, ces accidents ne constituent pas encore une lésion cardiaque ; ils ne sont pas proportionnels, dans tous les cas, à la plénitude et à la dilatation de l'estomac, ou encore à la quantité d'aliments ingérés.

La preuve, c'est que l'absorption d'une seule cuillerée de bouillon ou de liquide est capable de produire, chez certains dyspeptiques, des accidents respiratoires et cardiaques. D'autre part, on a observé des malades qui faisaient cesser leurs accès en prenant quelques aliments. Voilà donc des faits suffisants pour juger la valeur de cette théorie mécanique, et passer condamnation sur elle.

La théorie *humorale* n'est pas mieux démontrée, malgré les raisons que Murchison a fait valoir en sa faveur. D'après lui, les accidents cardiaques des maladies du foie et de l'estomac sont dus à l'irritation du nerf pneumogastrique, par des substances toxiques résultant des déchets organiques résiduaires de la nutrition interstitielle, déchets ayant échappé à l'action de la dépuration hépatique. De plus, par sa persistance, cet état morbide du sang aurait pour conséquence la dégénération de la fibre cardiaque.

On a encore invoqué l'action que, dans les ictères, la bile exerce sur la fibre cardiaque, l'état parétique du myocarde que les injections de bile dans le sang

8

provoquent, d'après les expériences de Klemperer. Mais, comme le fait remarquer M. Huchard, cette théorie est erronée, parce qu'elle ne rend pas compte des phénomènes observés (accentuation du second bruit pulmonaire, etc.), parce qu'elle n'explique pas la production subite ou rapide des accidents cardiaques observés par Chomel, après l'ingestion stomacale de quelques cuillerées de liquide, par exemple, et aussi parce que l'ictère n'est jamais l'intermédiaire obligé entre la maladie du foie et les accidents cardiaques.

Les deux premières théories étant mises hors de cause, il faut admettre la théorie réflexe. Le raisonnement y conduit et les observations la confirment. Voyons d'abord les observations : dès 1854, Stokes admettait le retentissement par voie nerveuse des affections gastro-hépatiques sur le cœur. Il cite d'abord le fait d'une malade qui éprouvait depuis plusieurs années « des palpitations violentes et extraordinaires revenant sous forme d'accès très prolongés ». Pendant ces accès, le cœur était en proie à une excitation violente, ses battements très irréguliers s'accompagnaient d'un bruit de souffle fort, se rapprochant du bruit de râpe. On la croyait atteinte d'une affection valvulaire, et cependant, durant les périodes d'accalmie, toute trace de bruit morbide disparaissait au cœur. Or, la malade avait trouvé un moyen de se guérir : il consistait en un émétique pris au moment des accès. Bientôt ceux-ci disparurent pour ne jamais plus revenir. Stokes rapporte encore une observation semblable, et revenant plus loin sur ces accidents, il paraît adopter

une théorie mixte qu'il formule en ces termes :
« Dans l'appréciation de ces faits, il est difficile
de séparer les palpitations dues à un état sympathique de l'estomac, de celles qui sont produites par
certains *ingesta* toxiques, agissant sur le système
nerveux, tels que le thé, le tabac, les boissons
alcooliques, etc. » Pour expliquer la pathogénie de
tous ces accidents, M. Huchard fait intervenir un fait
important qui, d'après lui, domine toute cette
symptomatologie : c'est l'exagération de la tension
vasculaire dans le cœur droit, laquelle se traduit
par l'accentuation du deuxième bruit à gauche du
sternum, c'est-à-dire au niveau même de l'artère
pulmonaire. Le ventricule droit se laisse distendre
et se dilate, parce qu'il doit vaincre un obstacle
constitué par la contracture réflexe des capillaires
du poumon, la principale cause instrumentale de
l'hypertension sanguine dans le système de la petite
circulation. La dyspnée n'a donc pas lieu par défaut
d'air, mais par manque de sang ; elle survient par
un mécanisme à peu près analogue à celui qui caractérise la dyspnée de l'embolie pulmonaire.

En regard des preuves cliniques qui démontrent
l'existence d'une hypertension sanguine dans le
réseau de la petite circulation, il faut placer les
preuves expérimentales :

Morel (Thèse de Lyon) et Arloing, après avoir
mis le cœur à nu, chez un animal trachéotomisé et
curarisé, de façon à pratiquer la respiration arti-
ficielle, ont adapté à l'artère pulmonaire un tube
communiquant avec un manomètre enregistreur,
et par des excitations de la muqueuse stomacale,

ils ont noté une élévation de la tension sanguine dans l'artère pulmonaire.

Une expérience de Barié (*loc. cit.*) donne les mêmes résultats : la paroi abdominale est ouverte, et par cette boutonnière on excite le foie ; si. au même moment, on ausculte la région précordiale. l'oreille constate une accentuation du deuxième bruit pulmonaire. De plus, en pratiquant des excitations cutanées douloureuses. et, en tenant compte, au moyen des appareils enregistreurs, des phénomènes observés, on a constaté des effets cardiaques. vasculaires et respiratoires, d'origine manifestement reflexe.

Enfin, il existe des faits cliniques dans lesquels on voit une excitation viscérale de l'estomac ralentir les battements du cœur, et les suspendre au point de provoquer la syncope.

La pathogénie des phénomènes cardiaques d'origine gastro-intestinale a été surtout révélée par les recherches de M. Potain. L'excitation réflexe, qui peut avoir son point de départ dans le foie, dans l'intestin. plus souvent dans l'estomac, détermine une contraction exagérée des vaisseaux pulmonaires et une élévation de tension dans ces vaisseaux, d'où un certain obstacle dans la circulation du cœur droit et une dilatation consécutive de ses cavités. Il est probable. dès lors. que c'est l'état du muscle cardiaque qui doit être incriminé dans la production de ces troubles. » En effet. par suite de la distension de ses cavités, le cœur droit a perdu sa tonicité physiologique et résiste mal à l'ondée sanguine qui lui arrive de l'oreillette; d'autre part. sa force de contraction est amoindrie, et l'obstacle qu'il rencontre dans l'artère pulmonaire est plus grand : il en résulte des perturbations profondes dans l'activité fonctionnelle du cœur droit, et pour peu que les causes premières de dilatation persistent ou s'aggravent, cet état de souffrance ne tarde pas à réagir sur le cœur gauche lui-même. » Il est juste d'ajouter que les maladies de l'estomac peuvent retentir sur le cœur, non seulement par l'intermédiaire de la circulation, mais aussi par le fait de l'innervation commune de ces deux organes. M. Huchard a insisté sur cette pathogénie, à propos d'une angine de poitrine qui a démontré de la façon la plus formelle l'importance des « *synergies morbides du pneumogastrique.* » Anstie (*Brit. med. Journ.* 1872) avait compris ainsi la question, lorsqu'il attirait l'attention sur les relations pathologiques et thérapeutiques de l'asthme, de l'angine de poitrine et de la gastralgie. De son côté, Habershon (*Guy's hosp. reports,* 1875) jetait, quelques années plus tard, les bases de la pathologie du nerf pneumogastrique, en émettant les propositions suivantes :

1° Les altérations du nerf vague, à son origine, peuvent fournir cliniquement des symptômes d'irritation dans un des organes innervés par le même nerf;

2° L'irritation dans un groupe de branches périphériques peut produire des troubles dans une des régions innervées par le nerf ou dans le tronc nerveux lui-même;

3° Les symptômes d'irritation nerveuse peuvent alterner de telle sorte que les troubles des diverses régions innervées par le même nerf vague se succèdent à des intervalles plus ou moins éloignés.

HYPERTROPHIE BRIGHTIQUE

Pour la pathogénie de l'hypertrophie du cœur dans le mal de Bright, j'ai la bonne fortune d'avoir des documents de premier ordre à consulter: c'est le beau livre de MM. Lécorché et Talamon[1]. C'est ensuite les excellents traités de Labadie-Lagrave et de Huchard, les travaux de M. Straus et ceux de MM. Debove et Letulle.

Les modifications de l'organe central de la respiration sont aussi constantes dans le mal de Bright que celles du système artériel : ces modifications portent surtout sur la musculature même du cœur. On peut observer :

1° La dilatation du cœur :

2° L'hypertrophie du cœur, prédominant en général sur le ventricule gauche, mais pouvant porter sur l'ensemble de l'organe, cette hypertrophie s'accompagnant ou non d'une inflammation interstitielle du tissu conjonctif intermusculaire :

3° Des lésions valvulaires de l'orifice mitral ou de l'orifice aortique, dues à une rétraction fibreuse de ces valvules;

4° L'inflammation aiguë ou chronique du péricarde avec symphyse cardiaque.

Je n'étudierai, bien entendu, que l'hypertrophie.

1. *Traité de l'albuminurie et du mal de Bright*, Paris, 1888.

Bright[1] avait déjà signalé cette lésion en 1856. Dans 23 cas sur 52, aucune lésion appréciable ne pouvait expliquer l'hypertrophie du cœur qui portait généralement sur le ventricule gauche. Bright propose deux solutions : ou bien, le sang altéré dans sa composition, apporte directement à l'organe une excitation anormale et exagérée; ou bien ce sang affecte de telle sorte les capillaires et les petits vaisseaux que le cœur est forcé de se contracter avec plus d'énergie, pour permettre la circulation dans les branches de petit calibre. Il est à remarquer, ajoute Bright, que l'hypertrophie du cœur semble la conséquence de la progression de la lésion rénale. Dans la majorité des cas où le cœur était hypertrophié, la dureté et la rétraction du rein étaient assez prononcées pour faire supposer à l'affection une durée déjà longue.

Tous les termes du problème se trouvent énoncés dans ce passage de l'illustre médecin anglais : le rôle propre du muscle cardiaque, l'influence de la rétraction atrophique du rein, celle de la dyscrasie sanguine, celle de la gêne circulatoire périphérique. C'est autour de ces quatre termes, en effet, que se groupent toutes les théories proposées pour expliquer l'hypertrophie cardiaque du mal de Bright. Traube, le premier, rattacha directement l'hypertrophie du ventricule gauche à l'atrophie rénale. La rétraction du rein amène la destruction de l'imperméabilité d'un certain nombre des vaisseaux de l'organe : de là, deux conséquences : diminution de

---

1. Guy's *Hosp. reports*, 1856, t. I. p. 580.

la quantité de sang qui circule dans le rein ; diminution de la quantité d'eau éliminée sous forme d'urine.
Les deux conditions, et surtout la seconde, ont pour
résultat une accumulation d'eau dans le système
vasculaire, d'où une tension artérielle exagérée, un
accroissement de la résistance que le ventricule
gauche doit surmonter pour se vider.

L'hypertrophie qui en résulte est donc, d'après
Traube, une hypertrophie compensatrice, dont le
mécanisme est analogue à celui de l'hypertrophie
du ventricule gauche, consécutive à l'insuffisance
mitrale ou aortique, ou de l'hypertrophie du cœur
droit consécutive aux lésions pulmonaires. Si la
compensation est suffisante, la haute tension du
système artériel amène une abondante excrétion
d'eau, d'urée et des autres matériaux de l'urine à
travers le rein, et s'oppose ainsi à l'hydropisie et à
la production des phénomènes urémiques. Mais,
qu'une nouvelle cause de gêne circulatoire survienne,
une bronchite intercurrente, par exemple, ou quelque
inflammation des poumons, de la plèvre ou du péricarde, et l'équilibre se rompant, le cœur ne pourra
plus vaincre la résistance ainsi accrue, l'œdème et
l'urémie apparaîtront. On voit que, pour Traube, il
y a deux conditions principales à l'hypertrophie
cardiaque : la gêne de la circulation rénale d'une
part, l'excès d'eau dans le sang qui en est la conséquence, de l'autre. Bamberger a combattu la première partie de la théorie de Traube, en objectant
qu'il peut y avoir hypertrophie, sans que les vaisseaux du rein soient détruits, ou bien quand la circulation s'est rétablie par les collatérales ; que la

ligature d'une grosse artère ou l'amputation de la cuisse ne détermine pas d'hypertrophie cardiaque; enfin que cette théorie n'explique pas l'hypertrophie du ventricule droit qui est fréquemment associée à celle du ventricule gauche. Ces objections, outre qu'elles ne sont pas absolument fondées, sont d'autant plus extraordinaires de la part de Bamberger, qu'il adopte complètement la seconde partie de la théorie de Traube, et qu'il regarde l'hydrémie consécutive à la lésion rénale comme la cause de l'augmentation de la pression sanguine et de l'hypertrophie du cœur.

Johnson fait de l'altération du sang la cause de l'hypertrophie du cœur et des parois musculaires des artères, la dégénérescence du parenchyme rénal entraînant une modification de la composition du sang. Les petites artères luttent pour s'opposer au passage de ce sang vicié et le résultat est la double hypertrophie simultanée des parois musculaires des artères et du ventricule gauche. Mais comment savoir si la dyscrasie sanguine excite ou affaiblit l'action du cœur?

Pour Gull et Sutton[1], l'atrophie rénale n'est pour rien dans le développement de l'hypertrophie cardiaque. L'atrophie du rein et l'hypertrophie du cœur sont des coeffets de la lésion générale du système vasculaire, de la fibrose artério-capillaire. Ils en voient la preuve dans ce fait que l'hypertrophie cardiaque avec dégénérescence fibro-hyaline des vaisseaux s'observe au début de toute altération rénale. Cette

1. *Medic. chir. trans.*, 1872, p. 273.

même idée a été développée et soutenue par Mahomed[1]; l'élévation de la tension artérielle dans le stade préalbuminurique est due à l'artério-fibrose avec hypertrophie du cœur, antérieure à la lésion du rein.

Pour Huchard, le tissu scléreux peut envahir le cœur et le foie, le cœur et le rein, le cœur et le poumon, le cœur et le cerveau, ou encore la moelle et l'aorte. Que faut-il en conclure?

Doit-on, avec nombre d'observateurs, expliquer ces associations si fréquentes, au moyen de théories mécaniques, et admettre par exemple, dans tous les cas, une sorte de retentissement du cœur sur le foie, du cœur sur le rein, ou encore du rein sur le cœur? Non assurément, et il est inutile d'ajouter une nouvelle théorie aux théories mécaniques, déjà si nombreuses. Lancereaux a écrit dès 1871 : « Il n'existe pas, à vrai dire, de maladies des reins, et l'altération de ces organes est l'expression anatomique d'une maladie plus générale. » Là est la vérité, pour M. Huchard, et comme corollaire à la proposition précédente, il ajoute : « La néphrite interstitielle, avant d'être une maladie des reins, est une affection de tout le système cardioartériel. Aussi, pour en indiquer la vraie nature, faut-il substituer au nom de néphrite interstitielle, celui de *néphrite artérielle*. En un mot, la cardiopathie artérielle, comme l'affection rénale, dépendent d'une lésion commune qui les domine, et cette lésion, c'est l'artério-sclérose. »

1. *Medic. chir. trans.*, 1874, t. LVII.

MM. Debove et Letulle ont soutenu une opinion analogue. J'en ai déjà parlé longuement au chapitre de l'anatomie pathologique. D'après ces éminents observateurs, comme on l'a déjà vu, le cœur s'hypertrophie pour lutter contre sa propre sclérose consécutive à la périartérite de ses artérioles; ils pensent même que l'augmentation de volume de l'organe est due, en grande partie, à l'épaississement des travées conjonctives interposées aux faisceaux musculaires. Or, d'après MM. Lécorché et Talamon, il est impossible de croire qu'un organe sclérosé soit apte à un surcroît de travail, continué pendant des années, comparable à celui qu'impose au cœur la néphrite atrophique. D'après eux, l'hypertrophie du ventricule gauche dans le mal de Bright est due à une hypertrophie vraie de l'élément musculaire, sans inflammation interstitielle. Ils admettent pourtant l'existence des lésions observées par MM. Debove et Letulle, mais elles ne se rencontreraient que dans la période ultime et asystolique de l'évolution morbide. Il y aurait erreur dans l'ordre chronologique des altérations : la sclérose n'est pas la cause de l'hypertrophie; elle en est la suite.

M. Huchard, je dois le dire, accepte, au contraire, sans restriction l'opinion de MM. Debove et Letulle.

La conclusion à laquelle arrive M. Potain, dans son travail sur l'hypertrophie brightique (*Bull. soc. méd. hôp.* 1875, p. 157), tient à la fois de la théorie de Johnson et de celle de Gull et Sutton. Il y ajoute encore l'hypothèse d'une influence nerveuse qui, du rein malade, se réfléchirait sur les capillaires.

Senator[1] admet une différence dans le caractère de l'hypertrophie, suivant que la néphrite est parenchymateuse ou interstitielle. Dans le premier cas, la dilatation est combinée avec l'hypertrophie; il y a hypertrophie *excentrique*; dans le second, l'hypertrophie est pure, elle est *concentrique*. Cette distinction n'est guère peut-être plus soutenable que l'ancienne division des néphrites.

En résumé, la plupart des théories font de l'augmentation de la tension artérielle la cause réelle de l'hypertrophie cardiaque. Quelle est donc la cause de cette élévation de la pression sanguine? S'agit-il d'une altération purement rénale, ou d'une modification générale du système vasculaire? Il est possible que la dyscrasie sanguine, comme le dit M. Lépine, ne soit pas un appoint à dédaigner, mais il faut reconnaître que nous possédons peu de données sur la nature chimique de ces altérations.

Combattant la théorie de Traube, Israël[2] pense que la cause de l'hypertrophie cardiaque est dans la surcharge du sang par les matières azotées *mortes*, c'est-à-dire circulant dans l'économie sans pouvoir être utilisées par la nutrition. Ces matières azotées surexcitent l'activité du cœur qui s'hypertrophie progressivement. Israël a fait des expériences sur des lapins, au moyen d'urée ou d'urine concentrée.

Cette dyscrasie chimique du sang est beaucoup plus vraisemblablement un phénomène tardif et il n'est pas prouvé qu'au lieu d'exciter le cœur, elle ne l'affaiblisse au contraire.

1. *Virchow's Archiv.* 1878, Bd. 70, p. 1.
2. *Ibid.*, 1882, Bd. 86, p. 299.

Quant à faire de l'hypertrophie du cœur le résultat de l'artério-fibrose généralisée, la théorie a pour elle les faits incontestables où les deux ordres de lésions coexistent sans altération du rein. Mais rien ne prouve que, dans le petit rein brightique, les choses se passent ainsi : il n'est pas bien prouvé que l'artério-sclérose soit un terme intermédiaire entre l'atrophie rénale et l'hypertrophie cardiaque. A en juger par les statistiques d'Ewald, les lésions artérielles seraient postérieures.

On a objecté que l'hypertrophie cardiaque ne s'observe pas dans tous les cas et dans toutes les variétés d'atrophie rénale, en particulier dans celles qui succèdent aux lésions des voies urinaires, néphrites ascendantes, compression des uretères, etc. Cette assertion est inexacte. Potain a rappelé les observations de Roth[1] qui, deux fois a vu l'atrophie rénale consécutive au rétrécissement de l'uretère, s'accompagner d'hypertrophie du cœur; de Friedreich[2], qui a constaté la même hypertrophie dans un cas d'hydronéphrose considérable; et lui-même dit avoir observé le même fait chez un malade dont la lésion rénale était secondaire à une hypertrophie de la prostate.

Je relève dans les recueils de la Société de biologie (1881), une série d'expériences instituées par M. le professeur Straus sur le rapport des lésions rénales avec l'hypertrophie du ventricule gauche du cœur. Ces expériences, au nombre de 20, ont été faites sur des cobayes d'âge et de poids variables. Il

1. *Würzburg med. Zeitsch.,* 1869.
2. *Canstatt's Jahrb.,* 1855, III 192.

a pratiqué la ligature de l'uretère gauche avec de minutieuses précautions antiseptiques. Pendant que le rein gauche s'atrophie, le rein sain s'hypertrophie. Le point essentiel, c'est l'hypertrophie cardiaque qu'il a constatée chez tous les animaux ainsi opérés, et sacrifiés 4 à 6 mois après la ligature de l'uretère. Le ventricule gauche, à la simple inspection, apparaît plus volumineux, plus ferme et à parois plus épaisses que le ventricule du cœur d'un animal sain du même poids. Pour plus de sûreté, M. Straus a eu recours à la méthode des pesées. Malgré un excès moyen de poids total de près de 200 grammes, en faveur des animaux sains, le poids moyen de leur cœur n'est que de 2 gr. 25; celui des animaux opérés 2 gr. 76.

M. Straus, antérieurement à ces expériences, avait pratiqué l'autopsie de deux femmes mortes, dans son service, de cancer utérin. Chez toutes deux, il existait une compression des uretères; chez les deux aussi, il y avait une hypertrophie considérable du ventricule gauche, sans lésions valvulaires. M. Quinquaud a pu étudier et suivre pendant quatre années, un cas de néphrite traumatique unilatérale avec développement progressif de l'hypertrophie du cœur; l'autopsie a révélé l'existence d'un rein sclérosé et atrophié avec des lésions histo-chimiques disséminées. Les altérations chimiques étaient telles que la dyscrasie paraît avoir joué un grand rôle dans la genèse des lésions cardiaques. Comme on le voit, les causes ne seraient donc pas purement mécaniques.

La plupart des expérimentateurs sont d'accord

sur ce point que l'atrophie du rein chez les animaux, a pour conséquence une hypertrophie du cœur gauche. Il ne saurait être question dans ces faits, pour expliquer l'hypertrophie, d'une lésion généralisée des petites artères qui n'existe pas.

Il semble donc bien établi qu'une lésion primitivement et exclusivement rénale peut déterminer l'augmentation de volume du cœur. Le principe de la théorie de Traube paraît donc le seul acceptable : les autres hypothèses ne se soutiennent que par des raisonnements d'apparence plus ou moins spécieuse, dont la réfutation est toujours possible par des arguments de même ordre.

Voici comment MM. Lécorché et Talamon comprennent la succession des phénomènes cardiaques dans les néphrites brightiques. Le fait essentiel et primitif, *le primum movens*, est, dans tous les cas, la gêne mécanique de la circulation rénale. Les effets de cette obstruction circulatoire, portée brusquement ou rapidement à son maximum, sont nettement appréciables dans les néphrites aiguës, et, en particulier, dans les néphrites scarlatineuses. Les auteurs allemands ont, en effet, signalé récemment l'hypertrophie du cœur, comme complication habituelle de la néphrite scarlatineuse, quand celle-ci a une certaine durée; elle a été surtout signalée par Friedlander (*Arch. f. Anat. und Phys.*, 1881, p. 168), qui la considère comme presque constante. Elle s'accompagne, suivant lui, de dilatation, et porte en général sur les deux cœurs. Il y aurait, en général, une augmentation de poids de 40 pour 100. D'après cela, la tendance à l'hypertrophie du cœur existe donc dès les premières phases de la néphrite brightique, quand cette néphrite est intense et généralisée. Elle est la conséquence naturelle de la dilatation produite par l'élévation brusque de la tension vasculaire, l'effet de la réaction normale du muscle contre cette dilatation, comme dans l'insuffisance aortique ou mitrale. Mais si le malade est un cachectique, un phtisique, par exemple, les matériaux nutritifs manqueront pour le processus hyperplasique; le cœur ne pourra lutter contre la permanence de la haute tension vasculaire, il restera dilaté; et c'est pourquoi le gros rein blanc, graisseux ou amyloïde, coexiste d'ordinaire avec un cœur mou, flasque, élargi, et non hypertrophié. Si la santé du sujet brightique se maintient, au contraire, dans un état relativement satisfaisant, le cœur, sous l'influence des poussées inflammatoires successives des reins, se dilatera d'abord, puis s'hypertrophiera.

Que devient cette hypertrophie du ventricule gauche, développée pour compenser l'obstacle à l'excrétion urinaire? Ce que devient toute hypertrophie cardiaque consécutive à une lésion valvulaire. Prenons, par exemple, l'hypertrophie de la maladie de Corrigan, celle qui a le plus d'analogie avec l'hypertrophie du mal de Bright. L'insuffisance aortique peut tuer brusquement, par mort subite, en pleine période de compensation: on trouvera dans ce cas, l'hypertrophie limitée au ventricule gauche dont les parois sont épaisses, rouges, charnues, d'autant plus volumineuses et nourries, que le sujet est plus jeune. La lésion aortique peut amener la mort par affaiblissement du cœur avec œdème, après plusieurs

attaques d'asystolie, à la manière des affections mitrales ; l'hypertrophie n'est plus alors restreinte au
cœur gauche, elle est générale ; le cœur droit est
aussi dilaté et hypertrophié. L'affection cardiaque a
parcouru son cycle total, et toutes ses conséquences
mécaniques sur la petite et la grande circulation ont
eu le temps de se produire.

Le même groupement s'observe pour l'hypertrophie brightique. Dans les cas typiques, où le malade
meurt par les seuls effets de la destruction du rein,
on trouve le cœur gauche seul augmenté de volume.
La période dite cardio-vasculaire de la néphrite ne
s'est pas produite. Dans d'autres cas, l'hypertrophie
porte sur les deux cœurs, mais en prédominant toujours sur le ventricule gauche. L'hypertrophie du
ventricule droit n'est pas en rapport direct avec la
lésion rénale ; elle est toujours postérieure et secondaire à l'hypertrophie du ventricule gauche. Elle se
produit, tantôt par le mécanisme classique des dilatations et des hypertrophies du cœur droit, consécutives aux lésions valvulaires du cœur gauche, tantôt par le fait des complications pulmonaires,
emphysème, catarrhe chronique des bronches, si
fréquentes dans le cours des maladies de Bright de
longue durée.

L'intensité de l'hypertrophie cardiaque est moins
en rapport avec le degré d'atrophie rénale qu'avec la
manière dont s'est faite cette atrophie. A poids égal,
une atrophie rénale qui se produit rapidement, et
par poussées successives et rapprochées, entraînera
une hypertrophie moindre du cœur qu'une atrophie
évoluant lentement pendant des années.

Il faut encore tenir compte des conditions de santé générale du sujet. Enfin, l'âge du brightique est un facteur qu'il importe de ne pas négliger. C'est chez les sujets âgés de 15 à 25 ans que s'observent les hypertrophies ventriculaires gauches les plus développées. Le fait est en relation directe avec la loi de la croissance physiologique du cœur. L'âge de 15 à 20 ans correspond à une des périodes d'accroissement normal de l'organe (Benecke). Si une cause pathologique quelconque vient en ce moment stimuler l'énergie cardiaque, l'hypertrophie sera naturellement plus marquée qu'à un âge où le cœur tend plutôt à la déchéance.

Voyons maintenant quelles sont les modifications et les altérations du cœur dans la maladie de Bright.

La lésion typique est l'hypertrophie pure du ventricule gauche. Quand les malades succombent par le fait de la lésion rénale seule, sans manifestation cardiaque, le cœur apparaît volumineux, augmenté dans ses dimensions et dans son poids, et l'hypertrophie porte sur le cœur gauche à l'exclusion du droit.

Les parois du ventricule sont doublées ou triplées d'épaisseur ; au lieu de 12 à 14 millimètres, elles mesurent 15, 18, 20 et jusqu'à 30 millimètres de largeur ; les piliers de la valvule mitrale sont de même doublés de volume, gros comme l'index ou le pouce. La cavité ventriculaire est normale ou rétrécie. Le tissu du cœur est épais, ferme, charnu, d'une couleur rouge normale ; on ne voit ni dans les parois, ni dans les piliers, aucune apparence de sclérose ou de dégénérescence fibreuse. Les valvules sont souples, transparentes, sans induration, ni rétraction. Il s'agit dans ces cas d'une hypertrophie proprement dite de l'élément musculaire, et non d'une cirrhose interstitielle, ou d'une cirrhose hypertrophique, pour employer l'expression de Rigal et de Juhel-Renoy.

Dans d'autres cas, il existe à la fois une hypertrophie et une dilatation des cavités cardiaques. Cet état du cœur s'observe surtout chez les sujets qui succombent avec l'œdème, la congestion pulmonaire, la dyspnée et tous les symptômes de l'asystolie. Il est en rapport avec le surmenage du cœur, forcé à la longue et devenu incapable de lutter contre les lésions rénales. Le poids du cœur peut atteindre 6 à 700 grammes; mais le poids moyen est de 500 grammes. C'est en pareil cas que les lésions de la cirrhose interstitielle coexistent avec l'hypertrophie musculaire. Les piliers sont durs, résistants, enveloppés par un endocarde jaunâtre; leur coupe montre à l'œil nu des plaques et des tractus scléreux: les mêmes altérations se voient par places dans la paroi du ventricule. Au microscope, on trouve les caractères bien décrits par Debove et Letulle, la prolifération du tissu conjonctif, l'élargissement des travées inter-fasciculaires, étouffant les fibres musculaires, dont les unes sont de volume normal, d'autres très atrophiées, d'autres enfin réduites à un point coloré en rouge par le carmin. Enfin, dans un dernier groupe de faits, à ces modifications du myocarde, se joignent des lésions aiguës ou chroniques des séreuses péri- et endocardiaques, sur lesquelles je n'ai pas à insister ici.

SYMPTOMATOLOGIE

Les symptômes de l'hypertrophie du cœur ne sont pas extrêmement nombreux; ils ne sont pas non plus d'une netteté parfaite. Cette affection, en effet, comme le fait remarquer Parrot (*Dict. encycl.*), manque d'autonomie et est sous la dépendance d'altérations antécédentes qui la dominent, dont elle atténue et dont parfois elle masque les manifestations. Il faut dire, d'un autre côté, que la maladie en question est beaucoup mieux connue sous le rapport de la pathogénie et même des symptômes, depuis que cet excellent article a été publié.

C'est surtout par la percussion méthodiquement et patiemment pratiquée que le médecin arrive à reconnaître l'augmentation de volume du muscle cardiaque, hypertrophie ou dilatation. Le lecteur me saura gré, sans doute, de remettre sous ses yeux quelques procédés de percussion préconisés par d'éminents médecins.

L'appréciation du volume du cœur est une chose assez délicate. Nous ne pouvons mesurer directement ni la capacité des cavités cardiaques, ni même le volume total de l'organe. Obligés d'avoir recours à des voies détournées, nous devons abandonner l'espoir d'arriver à l'exactitude. Aussi les procédés, proposés par les auteurs, sont-ils nombreux.

Je me bornerai à décrire sommairement un petit nombre de ces procédés que l'on a, à mon avis, le tort de ne pas connaître suffisamment; car, il faut bien le dire, la percussion du cœur n'est pas encore entrée dans la pratique courante, et je n'hésite pas à déclarer que c'est là une négligence incompréhensible. C'est surtout dans l'hypertrophie, que la percussion du cœur est un moyen absolument indispensable.

C'est seulement à la face antérieure du cœur que s'appliquent ces recherches, parce que cette partie est la seule qui soit facilement accessible. Dans la délimitation de cette face antérieure, la clinique a un double but : elle veut reconnaître aussi exactement que possible l'étendue de cette face ou d'une de ses parties; c'est là la donnée principale de son observation. Elle cherche aussi à conserver de cette constatation des souvenirs assez précis pour servir à des comparaisons avec les résultats d'examens ultérieurs. Divers procédés ont été proposés pour arriver à résoudre ces deux problèmes; ils se ramènent à deux classes : dans l'une, la percussion ne cherche à reconnaître que la partie découverte du cœur; dans l'autre, elle délimite les contours de l'organe lui-même. Les partisans des deux méthodes sont également nombreux et autorisés; j'exposerai brièvement leurs idées, en présentant chemin faisant les objections qu'elles soulèvent. Le lecteur trouvera des renseignements nombreux sur ce sujet dans l'ouvrage de M. Const. Paul, déjà cité et dans la thèse de M. Foubert (*Variations passagères du volume du cœur*, 1887).

Laënnec n'a pas apporté, contre son habitude, une bien grande précision dans la recherche du volume du cœur. Il distingue deux régions : l'une droite, comprenant la moitié inférieure du sternum et rendant ordinairement un son très clair; l'autre gauche, couverte par les 4°, 5°, 6° et 7° côtes, et résonnant naturellement fort peu. L'augmentation de matité, assez significative à droite, l'est peu à gauche. Elle indique l'hypertrophie et la dilatation des oreillettes, la congestion de toutes les cavités, etc.

C'est à Gendrin[1] qu'il faut arriver pour avoir des points de repère plus exacts pris sur le malade. Il donne d'abord, comme premier point de repère à rechercher l'endroit où bat la pointe du cœur, et il fournit à cet égard un exemple précieux; c'est-à-dire qu'il faut prendre comme point de repère le squelette, c'est-à-dire les côtes et les espaces inter-costaux, qui sont les organes les plus fixes du thorax et non pas, comme on fait ordinairement, le mamelon. Le mamelon est un des organes les moins fixes; chez la femme il varie, avec l'embonpoint, le développement des seins, l'état de grossesse et de lactation, etc.

Même chez l'homme ce point, qui paraît plus fixe, varie encore considérablement en hauteur et en largeur. Voici donc la première règle de Gendrin, bonne à conserver : « Nous faisons un précepte

---

1. *Leçons sur les maladies du cœur*, 1841-42.

absolu de commencer toujours l'exploration de l'état
du cœur par la fixation du lieu où se perçoit l'impulsion de la pointe du cœur. Ce lieu correspond à
l'extrémité du cœur dans la systole. » Il ajoute : « Le
point du thorax, où l'impulsion du cœur se fait
sentir étant déterminé, la distance qui le sépare de
l'articulation chondro-sternale de la troisième côte
mesure exactement la hauteur du cœur à l'état
physiologique comme à l'état pathologique. Dans
l'état normal, cette distance est d'un décimètre :
elle varie chez les différents sujets, comme le volume
du cœur lui-même ; ces variations sont de deux ou
trois centimètres. La hauteur du cœur, mesurée de
la base de l'oreillette droite à la pointe est égale à la
largeur du cœur à sa base. Avec ces données, le
volume du cœur peut être très exactement appré-
cié. » Ce procédé est passible d'un certain nombre
d'objections ; mais il a le mérite d'être simple, facile
à exécuter et je n'hésiterais pas, pour ma part, à
le recommander.

Dans son traité clinique des maladies du cœur,
Bouillaud affirme que la matité de la partie découverte du cœur donne une idée du volume de celui-ci
et varie proportionnellement avec ce volume. Voici
ses réflexions : « Ce mode de mensuration se trouve
en défaut dans le cas, d'ailleurs assez rare, où les
poumons s'insinuent entre le péricarde et les parois
pectorales, de manière à recouvrir le cœur dans
toute sa face antérieure. » D'après l'illustre clinicien,
l'étendue de la matité précordiale, à l'état normal,
est d'environ un pouce et demi (40 à 54 millim.)
carrément.... L'étendue de cette matité augmente

beaucoup dans les hypertrophies du cœur, avec ou sans dilatation des cavités.... »

Les Allemands se servent beaucoup de la zone de matité absolue qu'ils appellent petite matité, et quelques-uns même, comme Bouillaud, s'en servent exclusivement.

M. le professeur Grancher[1] se montre aussi partisan de ce procédé. « Chercher, dit-il, le maximum de matité au niveau du 5e cartilage costal gauche près du bord gauche du sternum et pratiquer, en partant de ce centre, en haut, latéralement, puis en bas, une percussion très douce, voilà la méthode qui paraît la meilleure. L'espace triangulaire irrégulier de matité, limité en dehors par la pointe du cœur, en dedans par le bord gauche du sternum, en haut par le quatrième espace intercostal, est lui-même entouré d'un espace vague et confus de submatité, s'étendant, en haut, jusqu'au troisième espace intercostal, et en dedans derrière la moitié gauche du sternum. »

Procédé de C. Paul. — Le premier point consiste à aller à la recherche de la pointe du cœur par la vue, la palpation et l'auscultation. En mettant la poitrine à nu, — et il faut bien le dire tout haut, on ne peut faire un examen sérieux du cœur qu'en mettant la poitrine à nu, — on voit, en général, le soulèvement de la paroi thoracique par la pointe du cœur, au moment de la systole, on place ensuite la main sur cette région, et l'on arrive à déterminer presque toujours facilement, par la palpation, le point où se fait le choc de la pointe. Enfin, en com-

---

1. *Technique de la palpation et de la percussion.* 1882.

plétant cet examen par l'auscultation et surtout par l'auscultation médiate, avec un stéthoscope flexible muni d'un petit pavillon, on arrive à déterminer avec une grande précision le point exact où se fait ce choc de la pointe pendant la systole ; on indique ce point sur la peau avec un crayon dermographique.

Le point du cœur ainsi marqué, on compte l'espace intercostal dans lequel il se trouve. Cette recherche demande certaines précautions qu'il est bon de rappeler ici. On sait que la première côte vient se joindre au sternum au-dessous de la clavicule, et qu'il existe souvent entre ces deux os une dépression assez grande pour que les élèves ou des médecins inexpérimentés la prennent pour le premier espace intercostal.

Il faut donc suivre le bord du sternum, en se rappelant que le premier espace intercostal ne commence qu'après ces deux os. Il faut suivre le bord du sternum pour éviter les masses charnues du muscle grand pectoral et du sein chez la femme.

On détermine donc dans quel espace intercostal bat la pointe ; c'est ordinairement le cinquième, exceptionnellement le quatrième ou le sixième, lorsque le thorax est trop grand ou trop petit.

On prend ensuite la distance de la pointe à la ligne médiane, dont la moyenne est de 8 à 10 centimètres. Après avoir établi le siège de la pointe du cœur, le deuxième point de repère est le bord supérieur du foie, au-dessous du poumon. Ici la percussion suffit à donner un renseignement précis : le poumon donnant un son clair et le foie un son mat, il est facile de déterminer la ligne où finit la sonorité et la ligne où commence la matité.

En réunissant cette ligne à la pointe du cœur, on obtient ainsi, d'une manière rigoureuse, le bord inférieur du cœur, puisque le cœur repose sur le foie par un plan sur un plan. Pour avoir maintenant la longueur du bord inférieur, dont une des extrémités est déterminée par la pointe du cœur, il suffit d'établir la ligne verticale qui représente le bord externe de l'oreillette droite.

Ce bord est déterminé par la percussion ; il est indiqué par un changement de timbre dans la sonorité pulmonaire. En effet, si l'on percute par exemple, de droite à gauche au niveau de la quatrième côte à gauche, on rencontre d'abord le son pulmonaire qui est clair, puis le son fourni par la percussion du sternum, qui est encore clair, puis à gauche du sternum, le son cardiaque qui est mat; on fait donc la percussion, en allant du poumon au sternum, et en arrivant environ à 1 centimètre et demi du sternum, on trouve, non pas un son mat, mais un changement de timbre avec obscurité du son clair, qui indique le bord externe de l'oreillette droite. On trace une ligne verticalement et parallèlement au sternum jusqu'à sa rencontre avec la ligne hépatique; on a ainsi déterminé l'angle inférieur droit du triangle cardiaque, dont on reporte l'indication sur un schéma. La longueur mesurée de cet angle à la pointe du cœur donne exactement la longueur du bord inférieur du cœur.

Un troisième point de repère consiste à indiquer l'obliquité du bord inférieur du cœur. A l'état normal la pointe du cœur est située plus bas que l'angle qui correspond à l'oreillette droite, avec une différence de niveau de 1 centimètre et demi à 2 centimètres. On trace donc sur la région du foie, au-dessous de cet angle, le niveau de la hauteur de la pointe du cœur et l'on mesure la distance entre ces deux points, distance qui représente l'abaissement de la pointe du cœur.

Procédé de M. Potain. — La première recherche à effectuer est celle de la position exacte de la pointe, que l'on détermine le plus souvent par la palpation. Si celle-ci est insuffisante, l'auscultation et plus sûrement la percussion viennent en aide. Il est très rare en effet que le lobe gauche du foie arrive aussi loin que la pointe. Celle-ci est presque toujours dégagée au milieu d'une région sonore, l'estomac au-dessous, le poumon au-dessus. La percussion la révèle par conséquent très bien.

Cette première recherche effectuée, on trouve, comme dans le procédé de M. C. Paul, le bord convexe du foie, puis on mène une ligne de ce bord vers la pointe. Elle représente arbitrairement le bord inférieur du cœur : c'est là une cause d'erreur ; mais elle est impossible à éviter, et mieux vaut la faire que de chercher, par la simple percussion, à séparer la matité hépatique de la matité cardiaque, ce qui expose à de bien plus grandes inexactitudes.

La percussion forte pratiquée sur des lignes convergentes vers le centre de la matité du cœur, sert à déterminer facilement le bord droit et le bord supérieur du cœur. Reste alors un point où la recherche est un peu délicate, mais cependant encore possible, c'est celui où se rejoignent les bords droit et supérieur à la base du cœur. Là encore, même à travers le sternum, la percussion forte peut suffire, on reconnaît assez facilement l'endroit où les gros vaisseaux cessent d'être en contact avec la paroi thoracique, et c'est ce point que l'on choisit comme limite.

L'entreprise n'est pas si difficile, que deux observateurs n'arrivent séparément au même résultat. Quelquefois, les indications de la percussion sont un peu indécises; alors en faisant pencher le malade en avant, on rend moins grande la distance du sternum aux grands vaisseaux de la base, et on obtient facilement la ligne dont il s'agit.

Ceci fait, on passe à la détermination des limites de la zone de matité absolue. Ici la percussion légère est la seule à employer. La surface à limiter étant très variable de dimension et de situation, il est bon, pour augmenter la sûreté et la rapidité de l'examen, de percuter sur des lignes divergentes, en partant du centre de matité qu'un examen rapide a permis de trouver tout d'abord. On passe ainsi de la matité absolue du cœur à la sonorité relative de la lame pulmonaire et la limite en est aisée à trouver.

Les lignes que l'on obtient ainsi sont : 1° une ligne presque toujours verticale, représentant le bord du poumon droit, approchant plus ou moins du bord gauche du sternum; 2° une ligne courbe convexe vers la zone de matité correspondant au bord du poumon gauche. Par son extrémité supéro-interne, elle rejoint la première, environ au troisième espace intercostal ou à la quatrième côte. Son extrémité externe arrive soit au bord inférieur du cœur, soit à la pointe, soit au bord supérieur, la ligne passant alors au-dessus de la pointe.

Tous les éléments sont ainsi déterminés. Pour rendre leur ensemble plus frappant et l'examen plus facile, on a marqué chaque point au crayon dermographique.

Avec cette précaution, on obtient immédiatement un dessin composé d'une ligne continue représentant souvent un triangle dont le bord inférieur seul est rectiligne, les deux autres côtés étant courbes et convexes en dehors. Dans cette surface se trouve un autre triangle plus petit, ayant pour base une partie du bord inférieur du précédent; c'est le triangle de matité absolue, que j'ai déjà décrit.

Rien n'est plus simple alors que d'appliquer exactement sur la paroi pectorale antérieure un papier souple et transparent sur lequel on copiera le dessin obtenu.

Mais la surface de matité cardiaque n'a pas toujours la même forme, et il est quelquefois difficile de juger du rapport de deux surfaces de formes différentes. Aussi est-il plus sûr d'avoir recours à la mensuration des surfaces. Pour être faite par des procédés géométriques, celle-ci serait très longue. On arrive plus vite au résultat par le procédé suivant, imité des ingénieurs.

Après avoir, par un procédé quelconque, décalqué les contours de la surface à mesurer, on découpe cette surface. Puis, mesurant sur une autre partie de la même feuille de papier, des surfaces carrées de dimensions déterminées, on se sert de ces coupures pour peser les surfaces cardiaques. Le procédé est donc des plus simples, et c'est ainsi que l'on arrive rapidement à mesurer les surfaces de matité du cœur. On n'a plus alors qu'à comparer entre eux des chiffres représentant les surfaces en centimètres carrés.

Le premier symptôme qui attire l'attention en face d'un malade atteint d'hypertrophie du cœur est le soulèvement des côtes par le choc précordial. Ce soulèvement qui est surtout marqué dans la région de la pointe s'étend souvent à toute la région cardiaque. Le sternum lui-même est ébranlé dans quelques cas. « Pour mieux étudier ce soulèvement, dit M. Piorry[1], il faut l'examiner dans les intervalles de la respiration, ou encore recommander au malade de suspendre celle-ci pendant quelques moments. C'est sur les points où la pointe du cœur vient frapper les côtes que le soulèvement est plus marqué : à mesure qu'on s'éloigne de ces points, il devient moins sensible. Ce symptôme peut manquer, soit parce que le poumon recouvre une assez grande surface du cœur, soit parce que la dégénérescence graisseuse, en s'emparant du myocarde, diminue considérablement l'énergie du cœur; d'autre part, ce même phénomène d'impulsion peut être produit simplement par des palpitations nerveuses. Chez les sujets jeunes, dont les côtes sont encore douées d'une certaine flexibilité et dont les chairs sont peu abondantes, le thorax, à chaque choc, subit un ébranlement qui se communique aux vêtements.

On constate, en outre, une saillie notable des côtes

1. *Traité du diagnostic et de séméiologie*, 1837, t. I, p. 185.

et du sternum dans la région correspondant au cœur hypertrophié. Cette *voussure* se rencontre surtout dans les hypertrophies considérables et déjà anciennes. Elle est formée par la saillie des côtes et même du sternum, en même temps que par l'élargissement des espaces intercostaux (Louis). Sénac[1] avait déjà insisté sur ce symptôme, tout en reconnaissant qu'il n'est pas constant. Bouillaud a insisté beaucoup sur cette voussure qui, en effet, se présente assez fréquemment. Cependant, avant de regarder cette voussure comme produite par l'hypertrophie cardiaque, il faut bien s'assurer qu'elle n'est pas le fait d'un vice de conformation congénital du thorax ou le produit d'un déplacement des côtes par une déviation de la colonne vertébrale (Piorry). Le cœur peut être accidentellement fixé à sa place habituelle par des adhérences pleuro-péricardiques, mais d'ordinaire, il est abaissé et la pointe, déviée à gauche, atteint parfois la ligne axillaire; on le voit battre au niveau du sixième, septième et même huitième espace intercostal (Parrot).

La main appliquée sur la poitrine perçoit un choc énergique, comparable parfois à un coup de poing ou de marteau, choc augmenté encore par l'émotion que produit chez le malade l'exploration de son cœur. C'est ce qui a fait dire à Corvisart que le cœur semble s'irriter contre la pression et réagir plus fortement encore. On voit que la main est soulevée. Si l'on a appliqué l'oreille immédiatement sur la poitrine, pour faire l'auscultation, on sent que la tête

---

1. *Traité de la structure du cœur et de ses maladies*, 1749, t. II, p. 410.

est soulevée énergiquement par les battements cardiaques.

S'il fallait en croire les anciens, les côtes pourraient être fracturées par la violence des battements du cœur. Fernel dit que les palpitations sont quelquefois si violentes, qu'elles brisent les côtes. Horstius rapporte qu'elles avaient élevé les côtes et le sternum. Cesalpin, Angelus Victorius citent une observation plus curieuse encore : « Saint Philippe de Néri était sujet à des palpitations si violentes, qu'elles avaient détaché deux côtes de leurs cartilages ; ces côtes s'abaissaient et s'élevaient alternativement pendant les mouvements respiratoires ; le cœur était monstrueux, et l'artère pulmonaire double de ce qu'elle est habituellement. » Il est certain que ces auteurs ont pris pour des fractures une lésion déterminée par l'usure lente des extrémités costales avec lesquelles le cœur se trouve en rapport. C'est là une altération que l'on rencontre également dans les parties solides qui avoisinent les anévrysmes de l'aorte. Il n'en faut pas moins relever ce fait que le cœur était prodigieusement hypertrophié.

La recherche de la pointe montre d'abord qu'elle est abaissée. Du cinquième espace, elle arrive bientôt au sixième (C. Paul). D'après ce dernier auteur, ce n'est que dans les cas de brièveté du sternum qu'on la trouve exceptionnellement dans le septième espace. D'autre part, en raison de l'attache fixe et immobile de la veine cave inférieure, le cœur s'est porté vers la gauche exclusivement et chaque centimètre de longueur acquis par le cœur est exactement rendu par l'augmentation d'un centimètre dans l'espace qui sépare la pointe de la ligne médio-sternale. Cette distance, qui est normalement de 8 à 9 centimètres, arrive à 11, 12, 14, 16 centimètres.

La pointe se porte donc de plus en plus vers la gauche : elle se rapproche de plus en plus de la verticale qui passe par le milieu de la région de l'aisselle. A mesure qu'elle s'en rapproche, la pointe est de plus en plus recouverte par le poumon ; l'axe transversal du cœur tourne autour de la veine cave comme pivot et se porte de plus en plus en arrière, si bien que quand le cœur est très hypertrophié, sa pointe bat moins fortement contre la poitrine qu'au début de l'hypertrophie, quand la pointe, n'étant séparée de la ligne médiane que de 10 ou 11 centimètres, l'axe du cœur a une déviation qui se rapproche beaucoup plus du diamètre antéro-postérieur.

Dans quelques cas rares d'hypertrophie avec dilatation, et quand la poitrine manque de largeur, le cœur occupe parfois la plus grande étendue de sa région latérale gauche : et l'on pourrait croire à l'existence d'un épanchement pleurétique. Ces divers signes sont d'autant plus nets que l'hypertrophie est plus accentuée ; mais, de leur absence, il ne faudrait pas conclure qu'elle n'existe pas, car si le cœur est profondément enfoncé dans le médiastin, et séparé de la paroi costo-sternale par le poumon, ils font habituellement défaut.

Si l'on vient à pratiquer la mensuration du cœur par la *percussion*, on constate d'une manière réelle le volume qu'a acquis le cœur. Si l'hypertrophie n'est pas bornée au cœur gauche, l'angle droit ou hépatique du triangle cardiaque est également abaissé (procédé de C. Paul). Au lieu de correspondre à l'insertion du cinquième cartilage droit, il s'abaisse donc de 1, 2 et même quelquefois 3 centimètres. Le procédé de mensuration de M. C. Paul doit permettre en effet de mesurer l'accroissement du cœur, centimètre par centimètre. Jusque-là on pouvait bien savoir si le cœur était grand ou petit, mais si, par exemple, on revoyait le malade un ou deux ans après, il était impossible de savoir si le cœur hypertrophié avait, oui ou non, augmenté de volume.

Notons encore que pour obtenir ces mesures, il fallait se livrer à une percussion prolongée du cœur malade, ce qui est souvent impossible à cause de l'anxiété du malade.

L'*auscultation* permet de reconnaître que souvent l'intensité des bruits a augmenté ; il arrive parfois même qu'on peut les entendre à distance. Les livres classiques rapportent tous le fait raconté par Vulpius, qui aurait entendu les battements du cœur à la porte de la chambre du malade. Ceci se rapproche de la légende. Mais ce qui est réel, c'est que Corvisart, Laënnec, Dechambre, et beaucoup d'autres après eux, ont entendu les bruits du cœur à distance, mais à une faible distance, ne dépassant pas 8 à 10 centimètres, à moins de circonstances spéciales.

La topographie de la région où s'entendent les bruits du cœur est très augmentée à la face antérieure de la poitrine. Il faut ajouter qu'en pareil cas, les bruits du cœur s'entendent facilement en arrière par le fait du rapprochement de la paroi postérieure du cœur qui vient assez près de la paroi thoracique.

Dans certains cas, la transmission des bruits du cœur ne se fait pas seulement derrière le poumon gauche, on peut encore les entendre derrière le poumon droit, sans que pour cela il y ait une lésion du tissu pulmonaire qui le rende meilleur conducteur du sang.

L'auscultation révèle, en général, des altérations du timbre des bruits. Laënnec rapportait les modifications d'intensité et de timbre des bruits du cœur à l'épaisseur plus ou moins grande des parois de l'organe; cette opinion était la conséquence de sa théorie sur les bruits normaux. Il attribue les bruits sourds à l'hypertrophie, et les bruits clairs à l'amincissement avec dilatation. Il est d'observation, d'après Monneret (*Compendium*), qu'un bruit sourd et prolongé annonce ordinairement un cœur épais et robuste. Bouillaud, qui partage le sentiment de Laënnec, explique d'une tout autre manière la cause de cette altération du timbre : il pense que, si dans l'hypertrophie, ces bruits sont plus sourds ou plus étouffés, c'est que les valvules sont aussi souvent plus ou moins épaisses ; que l'augmentation d'épaisseur des parois ventriculaires n'est pas une circonstance favorable à la transmission des bruits.

D'après Bouillaud, Piorry, Chomel, Andral, etc., ce n'est qu'exceptionnellement qu'on entend un bruit de souffle. D'après Parrot (*loc. cit.*), l'auscultation, d'ordinaire si utile, dans l'étude des affections du centre circulatoire, reste ici impuissante à révéler le mal.

Dans certains cas où Laënnec et d'autres ont entendu les battements à distance, on a reconnu que l'estomac rempli de gaz faisait l'effet d'une caisse de renforcement. Dans d'autres cas, le choc du cœur, brassant pour ainsi dire les liquides et les gaz contenus dans un estomac à parois indurées, a donné lieu à un bruit que Bouillaud et Monneret ont entendu et que Filhos proposait d'appeler *auriculo-métallique*. Le *cliquetis métallique* de Laënnec, *tintement auriculo-métallique* de Filhos, est probablement un bruit extra-cardiaque, dont le mécanisme n'est pas encore expliqué d'une manière satisfaisante. Quant aux bruits normaux, ils subissent des modifications qui méritent d'être signalées. Le premier, moins net, plus sourd, plus puissant, plus prolongé, est perçu dans une plus grande étendue de la région thoracique; le second est en général plus assourdi. Mais, il faut bien le dire, on a rarement l'occasion de constater ces phénomènes avec netteté et facilité, attendu que des souffles ou d'autres bruits anormaux, d'origine valvulaire ou péricardique, y mettent obstacle.

Le renforcement du *deuxième ton artériel*, tant de l'artère pulmonaire que de l'aorte, indique une haute tension dans le système artériel et, par cela, selon toutes probabilités, une hypertrophie de la cavité correspondante du cœur.

Parfois le deuxième ton fortement accentué devient nettement métallique, surtout quand l'élargissement de la crosse de l'aorte est combiné avec un épaississement de la paroi par l'hypertrophie et par l'artériosclérose.

Les phénomènes d'auscultation indiquant la suractivité du cœur disparaissent naturellement à mesure que la dilatation passive se forme, et alors la faiblesse des tons cardiaques est dans un frappant contraste avec le volume du cœur. Je parlerai plus loin du *bruit de galop*.

Dans les dilatations graves, il se fait souvent une insuffisance relative des valvules mitrales, avec ses signes caractéristiques, qui peut disparaître rapidement par la digitale, et c'est là un critérium du diagnostic différentiel quand la force s'accroît, et que la contraction du myocarde commence à devenir énergique.

Dans les hypertrophies et dilatations sans origine valvulaire, on observe souvent d'après Rosembach, des râles non sonores, et avec une légère matité à la partie inférieure du lobe inférieur du poumon gauche, qu'on peut considérer comme une atélectasie, et comme le résultat de la rétraction pulmonaire produite par l'augmentation de volume du cœur. Le poumon, d'ailleurs, dans toutes les formes de distensions simples du cœur, est intéressé dans le processus morbide et devient le siège rapidement d'un *gonflement* pulmonaire compensateur. D'après M. G. Sée, dans bien des cas considérés comme consécutifs à un emphysème, il s'agit d'agrandissements purs et primitifs, dans lesquels le boursouflement du poumon ne se développe que secondairement à l'état emphysémateux de l'organe.

Quand on entend un bruit de souffle, il siège à la pointe ; il est systolique et doux ; c'est, comme je l'ai déjà dit, un bruit de souffle d'insuffisance mitrale produit par la dilatation des cavités et l'induration des parois. Quand cette insuffisance se produit, il est impossible de rapprocher les colonnes charnues de premier ordre qui, par leur accolement, ferment les valvules mitrales. Qu'on veuille bien se reporter à ce qui est exposé dans tous les traités sur les maladies du cœur, sur le fonctionnement de la valvule mitrale et sur l'insuffisance de cette valvule. Le mécanisme en est très clair. Si les trois piliers principaux du ventricule gauche ne peuvent pas se rapprocher dans la systole, il en résulte un état béant du canal mitral et, par suite, une insuffisance par dilatation de ses valvules. Or, comme le tissu musculaire ne passe pas d'un moment à l'autre du rapprochement physiologique à l'écart pathologique, il en résulte que, lorsque cette lésion se produit, le bruit de souffle systolique de l'insuffisance se montre surtout quand le cœur est fatigué et ne se produit pas quand le cœur est reposé. On est donc en droit de supposer que ce bruit de souffle spécial, produit par l'insuffisance par dilatation des cavités, sera d'abord un bruit de souffle intermittent, pendant quelque temps avant de devenir continu, tandis que l'insuffisance produite par l'endocardite scléreuse donne, à un moment donné, un bruit de souffle constant qui ne disparaît plus.

Or, ce caractère d'intermittence particulier, joint à un volume exagéré du cœur, permettra de faire le diagnostic. En même temps, il est naturel que ce bruit soit un bruit d'insuffisance mitrale et, qu'au début, il soit intermittent, ne paraissant d'abord qu'à certains moments où le cœur est fatigué.

Ce caractère particulier de l'intermittence du bruit d'insuffisance mitrale par dilatation, se trouve plus marqué encore pour la valvule tricuspide. La découverte en revient à M. le professeur Fabre (*Archiv. gén. de méd.*, 1877) qui dans son mémoire dit : « Dans l'insuffisance mitrale absolue, le bruit est constant ; dans l'insuffisance relative, il se montre d'une façon irrégulière ». M. Fabre y ajoute de bons signes : lorsque le pouls est ample et régulier. l'insuffisance est relative.

En résumé, lorsque, chez un malade atteint d'une grave hypertrophie du cœur, on trouve un bruit de souffle à la pointe, systolique et doux, que ce bruit est intermittent et qu'il ne s'accompagne pas du pouls misérable et petit de la mitrale, on peut diagnostiquer, avec assez d'assurance, qu'il y a une insuffisance mitrale par dilatation.

Les mêmes réflexions s'appliquent à l'insuffisance de la tricuspide ; mais cette dernière est bien moins souvent le fait de l'hypertrophie que de la dilatation.

J'aurai aussi à parler, à propos du cœur droit, du *bruit de galop droit*.

Veines et pouls. — D'après Parrot, il n'y a pas un pouls caractéristique de l'hypertrophie ; et quand on a annoncé qu'il était plein et vibrant, c'est qu'on lui a rapporté à tort des qualités qui étaient le fait d'une insuffisance aortique concomitante. La stase veineuse est un accompagnement particulier des grandes dilatations, et alors on note l'absence du pouls dans les artères du bras, sans qu'en apparence la nutrition des parties situées à la périphérie du corps en souffre, car dans ces cas on trouve la température des mains et des pieds complètement normale.

Sensations. — Les malades accusent souvent, surtout par suite des efforts, d'abord des palpitations,

des scintillements des yeux, des bruissements d'o-
reilles, des vertiges, des pulsations des vaisseaux du
cou, tous symptômes qui dérivent directement des
troubles circulatoires dont l'hypertrophie est le
résultat, ou bien sont l'effet d'une haute tension artérielle, ou bien enfin la suite d'une pauvreté relative
de sang du cœur, quand de fortes dépenses de
forces se produisent dans sa puissance fonctionnelle.

Le décubitus gauche est souvent impossible, et
les malades sont troublés par la perception des battements du cœur. En général, ils sont irritables, au
point de vue psychique et moral. Pour Parrot, la
coloration violacée de la face et sa turgescence, la
céphalalgie. les bourdonnements d'oreilles, la tendance aux épistaxis, que l'on met habituellement
au nombre des symptômes de l'hypertrophie du cœur
doivent être rapportés à l'asystolie, qui finit par se
développer, en dépit du secours que donne au cœur
son hypertrophie.

Nous avons déjà vu quelles sont les idées de
M. Peter sur ce point.

Hypertrophie des affections gastro-hépatiques. —
Les accidents cardiaques de la colique hépatique
peuvent servir de type dans la description de l'hypertrophie des affections gastro-hépatiques (Würtz,
loc. cit.). Ils peuvent être très variables, dans leur
degré comme dans leur gravité. Le début est marqué
par l'éréthisme du cœur ; palpitations plus ou moins
violentes, ou ralentissement des pulsations, ou
arythmie du cœur ; les battements sont irréguliers
et d'intensité variable. Bientôt surviennent un bruit
de galop droit, à maximum xiphoïdien, et les autres

signes de la dilatation des cavités droites. On observe, en même temps, un certain degré d'essoufflement et même de la dyspnée. Si les accidents sont portés à leur maximum d'intensité, on a le tableau de l'asystolie aiguë qui peut, dans certains cas, se terminer par la mort. C'est à la suite d'un certain nombre de ces accès que l'on observera l'hypertrophie du ventricule droit.

Un mot sur le *rythme de galop droit*. Ce rythme de galop droit, symptomatique de la cardiectasie et de l'hypertrophie du cœur droit, dans les maladies de l'estomac, du foie et des organes abdominaux, a, comme M. Potain l'a démontré, son maximum correspondant au ventricule droit vers l'épigastre, au niveau de la partie inférieure du sternum ; il a pour caractère d'apparaître soudainement, transitoirement chez un sujet dyspeptique, sous l'influence d'une exagération des phénomènes gastriques ; il coïncide avec le retentissement diastolique du second bruit pulmonaire, à gauche de la région sternale, ce qui est l'indice d'une hypertension dans la petite circulation.

Le pouls reste normal, ou il peut être faible, mou et dépressible, ce qui est le contraire dans le bruit de galop gauche. Le mécanisme de ce bruit de galop droit est le même que le bruit de galop gauche sur lequel j'aurai tout à l'heure à insister longuement.

Cette hypertrophie cardiaque droite, consécutive aux affections gastro-hépatiques, peut être facilement méconnue, témoin le cas suivant qui se présenta à M. Potain (*Semaine méd.* 1888, page 561), et qui avait été l'occasion de dissentiments entre divers médecins. Il s'agissait d'un Roumain qui, souffrant d'une vive oppression, d'accès de suffocation extrêmement pénibles, avait cherché des secours auprès des médecins de tous les pays. Comme, partout, le diagnostic écrit de sa maladie lui avait été donné, on pouvait ainsi avoir entre les mains des documents fort curieux ; il avait été considéré à Jassi comme un emphysémateux avec irrégularités cardiaques d'origine nerveuse ; plus tard à Ems, on le traita comme un asthmatique ; à Vienne, il fut regardé comme atteint d'insuffisance mitrale ; à Pise, comme souffrant d'un rétrécissement mitral, car il semblait que le bruit morbide prédominant fût un roulement présystolique ; à Menton, on avait songé à l'existence d'une angine de poitrine.

Lorsque M. Potain examina ce malade pour la première fois, il fut lui-même assez embarrassé ; mais ayant constaté qu'il s'agissait d'un dyspeptique, il le soumit à un régime alimentaire approprié. Ce n'est que, quelque temps après, qu'il fut pris d'accidents de suffocation. M. Potain constata alors que le cœur était dilaté, que la pointe était déviée en dehors, en même temps que l'on entendait un bruit de galop au niveau des cavités droites, accompagné d'une accentuation très nette du deuxième bruit cardiaque du même côté. Le diagnostic était dès lors fait, et ayant soumis le malade à un régime alimentaire sévère, M. Potain eut la satisfaction de le voir s'améliorer, puis guérir quelque temps après.

Hypertrophie brightique. — Comme le disent excellemment MM. Lécorché et Talamon, l'état du muscle cardiaque domine toute l'évolution du mal de Bright ; on peut dire que la durée de la maladie est proportionnelle à la résistance du centre circulatoire. J'ai déjà étudié le mécanisme suivant lequel, tour à tour, ses cavités se dilataient et ses parois s'hypertrophiaient. Je n'ai à traiter ici que des signes et des conséquences de ces modifications de la contractilité cardiaque dans la dilatation primitive, dans l'hypertrophie simple, et dans l'hypertrophie avec dilatation secondaire.

1° *Dilatation simple primitive.* — Le premier effet de la perturbation apportée dans la circulation artérielle par toute glomérulo-néphrite d'une certaine intensité est la tendance à la dilatation du cœur. Si la néphrite est peu étendue, si le sujet est vigoureux et d'une bonne santé antérieure, le cœur résiste victorieusement à cette tendance; il n'y a point d'œdème. C'est ce que l'on observe dans un grand nombre de néphrites aiguës. Si, au contraire, la glomérulite survient chez un individu affaibli par une cause quelconque, et en particulier, dans la convalescence d'une maladie aiguë, chez une femme enceinte dont le cœur a déjà, par le seul fait de la grossesse, une tendance à la dilatation, si la lésion rénale est profonde et étendue, l'élévation brusque de la tension aortique amène le surmenage plus ou moins rapide du cœur, et ses cavités se distendent. Cette distension se traduit par des troubles fonctionnels, en général peu accusés, anhélation, oppression, palpitations, et par des signes physiques que révèlent la percussion et l'auscultation du cœur. Ces modifications n'échapperont pas, si on surveille le cœur dans le cours d'une néphrite avec la même attention que dans le rhumatisme articulaire aigu.

La percussion montre l'augmentation de la matité cardiaque, en hauteur et surtout en largeur; la pointe est déviée en dehors de la ligne mamelonnaire, vers l'aisselle, et elle est en même temps plus ou moins abaissée. A l'auscultation, on constate : 1° de l'arythmie; les battements plus ou moins assourdis sont irréguliers, alternativement précipités ou ralentis; 2° le bruit de galop gauche, bruit surajouté aux deux bruits normaux du cœur, sur lesquels Sibson et Potain ont particulièrement insisté; 3° le prolongement du premier bruit mitral; 4° un souffle systolique à la pointe, plus ou moins intense et étendu.

Le bruit de galop a été remarquablement décrit par M. Potain. C'est un rythme particulier qui se compose de trois bruits : des deux bruits normaux du cœur, et d'un bruit surajouté. Celui-ci est produit pendant la diastole, se rapprochant le plus souvent beaucoup du premier bruit (galop présystolique). Par conséquent, il précède la systole ventriculaire, surtout lorsque les battements du cœur s'accélèrent, mais lorsqu'ils se ralentissent, le galop devient franchement diastolique; il peut même se rapprocher du second bruit au point de simuler un dédoublement (galop post-systolique). Quand il se fait entendre au milieu de la diastole, il contribue à produire, à chaque révolution cardiaque, trois bruits se succédant à intervalles presque égaux, et séparés par un très court silence (galop médio-diastolique).

Le bruit surajouté est, comme le dit M. Potain, « un bruit sourd, un choc, un soulèvement sensible, à peine un bruit ». C'est une sensation tactile, plus encore qu'une sensation auditive, ce qui explique pourquoi on l'entend si mal avec le stéthoscope, pourquoi la main appliquée sur la région précordiale éprouve la sensation d'un « soulèvement vague et étalé », bien différent de l'impulsion nette de la pointe au moment de la production du premier bruit ou encore la sensation d'un rebondissement appréciable, surtout au milieu et un peu au-dessous de cette région. Il est, le plus souvent, accompagné par les signes d'hypertrophie cardiaque et d'hypertension artérielle, avec renforcement du second bruit aortique. On le perçoit parfois dans toute l'étendue de la région précordiale, mais ordinairement son maximum d'intensité est un peu au-dessus et à droite de la pointe. Presque toujours, ce bruit de galop à timbre sourd, un peu étouffé et profond, coexiste avec la tachycardie. Lorsqu'il est peu accentué chez certains malades, il peut disparaître à l'état de repos, et apparaître assez rapidement sous l'influence d'un effort, d'une marche un peu précipitée, qui a pour effet d'accélérer les battements du cœur. Ce dernier caractère — la provocation du galop par la marche — a une grande importance que, d'après Huchard, les auteurs n'ont pas suffisamment signalée. Lorsqu'on constate à la main une sorte de rebondissement cardiaque, sans qu'il soit possible de constater encore aucun bruit morbide à l'auscultation, il suffira de faire courir ou marcher rapidement le malade, pour voir apparaître sous l'oreille le bruit de galop. Une émotion peut avoir naturellement le même résultat.

Il faut se garder de confondre le bruit surajouté du rythme de galop avec un *dédoublement*. Qu'est-ce,

en effet, qu'un dédoublement? C'est la répétition
d'un même bruit normal, tandis que dans le galop
cardiaque, il s'agit d'un bruit anormal et surajouté
aux bruits normaux du cœur. Or, les dédoublements
sont de deux sortes : tantôt ils appartiennent au
second temps, ce qui est le cas le plus fréquent,
dans le rétrécissement mitral, par exemple, et alors
il s'entend à la base du cœur, parce qu'il est dû au
défaut de synchronisme de fermeture des deux orifices aortique et pulmonaire, le claquement sygmoïdien droit retardant sur le claquement sygmoïdien
gauche, par suite des différences de pression existant
dans le système aortique et dans le système pulmonaire; tantôt, ils appartiennent au premier bruit, ce
qui est dû parfois au défaut de synchronisme des
claquements auriculo-ventriculaires droit et gauche.
Les dédoublements sont donc des bruits divisés,
comme Skoda les appelle. Mais ils peuvent être aussi
tout à fait normaux, ayant des rapports intimes avec
les mouvements respiratoires, puisqu'ils se produisent à la fin de l'inspiration et au début de l'expiration, pour le dédoublement diastolique; à la fin de
l'expiration et au début de l'inspiration pour le
dédoublement systolique (Potain).

Cette distinction entre les galops et les dédoublements est très importante à établir, parce qu'il s'agit
d'une question de diagnostic.

Le rythme avec dédoublement du second bruit est
représenté par un dactyle (une longue et deux brèves :
(̄ ⌣⌣), c'est le bruit de *rappel* ou de caille, du
rétrécissement mitral; on peut encore l'entendre
dans les adhérences générales du péricarde, au

début de la péricardite, et dans les anévrysmes pariétaux du cœur.

Le rythme avec dédoublement du premier bruit peut être représenté par une longue entre deux brèves (ᴗ – ᴗ), c'est le *bruit du trot* que M. Huchard a déjà signalé comme appartenant à l'hypertension artérielle et qu'il attribue avec d'Espine à la contraction bisystolique du ventricule gauche accomplissant le mouvement systolique en deux temps.

Le rythme de *galop* est représenté par l'anapeste (deux brèves suivies d'une longue : (ᴗ ᴗ –).

D'autres fois, le bruit surajouté du rythme de galop est franchement présystolique: il se rapproche tellement du premier bruit, qu'il ressemble au roulement diastolique du rétrécissement mitral, et ici la confusion entre cette maladie et la néphrite interstitielle dont le bruit de galop est le plus souvent symptomatique, est d'autant plus facile à faire, que ces deux maladies sont très dyspnéisantes, et qu'un bruit de galop présystolique peut par la suite devenir diastolique et reproduire ainsi les variations extrêmes d'auscultation qui sont, pour ainsi dire, de règle dans la sténose de l'orifice auriculo-ventriculaire.

L'arythmie produit parfois la sensation d'un faux bruit de galop. Souvent, comme d'Espine le fait remarquer, après une série de révolutions cardiaques complètes, accompagnées des deux bruits normaux du cœur, on entend le dernier couple de bruits suivi d'un seul bruit (systole avortée ou faux pas du cœur), puis d'un silence momentané, reproduisant à l'oreille le bruit de galop. Mais ici, l'erreur est facile à éviter, parce que ce faux rythme de galop est accidentel et qu'il survient irrégulièrement après quelques révolutions cardiaques.

Il ne faut pas confondre non plus le bruit de galop *gauche* symptomatique de l'hypertrophie du ventricule gauche dans la néphrite interstitielle, avec le bruit de galop *droit* que j'ai décrit tout à l'heure.

D'après Cuffer et Guinon[1], l'hypertrophie cardiaque d'origine rénale présente deux manières d'être, deux modalités du bruit de galop. Ce bruit, dans certains cas, s'éloigne assez du premier bruit, pour se rapprocher tellement du second qu'il en simule un dédoublement. C'est alors un *bruit de rappel* composé d'une longue et de deux brèves. Entre ces deux extrêmes, trouvent place des rythmes intermédiaires, le bruit surajouté oscillant, dans le grand silence, du deuxième bruit au premier. Pour distinguer ce rythme du rétrécissement mitral, peut-être la sensation tactile du rythme de galop pourrait-elle suffire; mais, si on peut l'éprouver dans un grand nombre de cas, il est des circonstances où ce point de repère lui-même peut faire défaut.

Pour l'explication du bruit de galop gauche, plusieurs théories ont été émises :

1° *Théorie de Sibson*[2]. — D'après l'opinion de cet auteur, le bruit de galop n'est autre chose qu'un dédoublement du premier bruit, résultant du claquement successif des valvules tricuspide et mitrale, par suite de l'hypertension artérielle qui modifie et

---

1. *De quelques modalités du bruit de galop* (*Revue de médecine*, 1886).

2. *The Lancet*, 1874.

trouble le synchronisme normal de ces deux claquements. La contraction du ventricule gauche retarde sur celle du ventricule droit, d'où le dédoublement du premier bruit. Mais M. Potain a fait remarquer que le bruit anormal n'a, en aucune façon le timbre et les caractères habituels d'un claquement valvulaire; en outre, on peut entendre, chez certains malades, successivement, et dans une même révolution cardiaque, le bruit de galop proprement dit et le dédoublement du premier bruit.

2° *Théorie d'Exchaquet et de Johnson* [1]. — Le bruit de galop serait dû à l'exagération d'action de l'oreillette, déterminant la pénétration brusque de l'ondée sanguine dans le ventricule pendant la période diastolique. Le bruit anormal serait donc produit par l'exagération de la systole auriculaire, et ce mécanisme expliquerait sa production avant la systole. Cette théorie a été complètement abandonnée pour beaucoup de raisons, et surtout parce que le soulèvement précordial ne se fait pas au niveau de l'oreillette, mais bien dans la région ventriculaire.

3° *Théorie de d'Espine et de Bouveret* [2]. — Le bruit surajouté serait un bruit systolique, et l'on verrait ainsi se produire, à l'état pathologique, chez l'homme, le même phénomène qui a lieu à l'état normal, chez le cheval, où la contraction ventriculaire, au lieu de se faire en une fois, s'accomplit, d'après Chauveau, en deux ou trois fois. Cette théorie est combattue par ceux qui admettent que le choc

---

1. EXCHAQUET, Thèse 1875. — JOHNSON (*Brit. méd. journ.*, 1876).
2. D'ESPINE (*Bullet. méd. de la Suisse romande*, 1879, et *Rev. de méd.*, 1885). — BOUVERET et CHABALIER (*Lyon médic.*, 1889).

du galop est diastolique, et qu'il est dû à la distension brusque de la paroi, et non à sa simple contraction.

4° *Théorie de Potain.* — Après avoir démontré par divers tracés cardiographiques, que c'est bien au moment de la présystole que se produit le mouvement anormal donnant lieu à la sensation du bruit de galop, M. Potain en donne l'explication suivante :

Le bruit surajouté est un *choc de tension diastolique*, déterminé par la pénétration de l'ondée sanguine dans le ventricule, au moment de sa diastole, et ce choc résulte de la distension brusque des parois ventriculaires, se produisant le plus souvent à la fin de la période diastolique, au moment de la présystole, c'est-à-dire au moment de la contraction auriculaire qui termine brusquement le remplissage ventriculaire. Cette brusque distension ventriculaire n'est que l'exagération de l'état normal, comme M. Huchard a pu le constater chez une malade atteinte d'ectocardie (Soc. méd. des hôp. 1888). A l'état pathologique, cette distension ventriculaire se perçoit à la main et à l'oreille; elle est le résultat de l'inextensibilité et de la rigidité des parois ventriculaires, deux conditions réalisées par l'épaississement scléreux du myocarde, ou par son état spasmodique, ou encore par l'épuisement de sa tonicité musculaire. Il en résulte que la paroi, n'ayant plus pour résister à l'ondée sanguine, que son élasticité seule, entre en tension au moment précis où celle-ci se produit (fièvre typhoïde, cachexies, chlorose, dilatation cardiaque droite d'origine abdominale). La contraction des oreillettes ne joue aucun rôle, et ce qui vient à l'appui de la théorie de la production du bruit anormal par la tension de la paroi ventriculaire, est le fait que, dans le cas d'intermittence cardiaque où cette tension est nulle, on voit se produire à la suite une ou deux révolutions sans bruit de galop.

L'inextensibilité de la paroi ventriculaire peut être définitive et permanente, auquel cas le bruit de galop reste aussi permanent. Cependant, par le repos, par le régime lacté et la digitale, il a une tendance à diminuer et même à disparaître, parce que le repos et le régime lacté abaissent la tension artérielle, parce que la digitale la régularise et qu'elle ralentit et fortifie le cœur. Car, il ne faut pas oublier que le plus souvent, le bruit de galop est un indice de fatigue cardiaque. J'ai déjà dit que tantôt le bruit de galop se rapproche de la systole, que tantôt il s'en éloigne, le bruit surajouté ayant lieu au milieu du grand silence et pouvant même se rapprocher du second bruit. Comment expliquer ces faits? Les recherches de M. Huchard lui ont appris que, le plus souvent, le mode de contraction de l'oreillette, s'il n'a aucune influence sur la production du bruit de galop lui-même, peut en avoir sur le moment de sa production. Si l'oreillette est hypertrophiée et si elle se contracte brusquement à la fin de la diastole ventriculaire, elle déterminera surtout le galop présystolique; si l'oreillette est simplement dilatée, avec diminution de sa contractilité, elle se contractera avec plus de lenteur, et produira le galop diastolique, lequel sera aussi d'un pronostic plus sérieux.

Selon M. Potain, ces modifications dans le moment

d'apparition du bruit surajouté, dépendent de la rapidité avec laquelle le cœur se contracte. Quand celui-ci se remplit vite, le bruit est diastolique; lorsqu'il se remplit lentement, la systole auriculaire est plus tardive, se rapprochant davantage de la systole ventriculaire, et le galop est plus franchement présystolique.

Ce qu'il faut surtout retenir de ce long exposé, c'est que le bruit de galop est, à la fois, la preuve de l'augmentation de la tension artérielle et l'indice de l'asthénie cardiaque imminente. Cela dit, je reprends la description de la dilatation cardiaque du mal de Bright.

Le bruit de galop est souvent précédé ou remplacé par un prolongement plus ou moins marqué du premier bruit, tantôt roulant, tantôt soufflant, qui représente, en quelque sorte, comme une transition au véritable souffle systolique. Enfin, moins fréquemment, c'est un vrai souffle que l'on entend, souffle systolique, ayant son maximum vers la région de la pointe, doux ou ronflant, bref ou prolongé, en rapport avec une insuffisance fonctionnelle de la valvule mitrale.

Avec ces signes, coexiste habituellement une impulsion plus étendue, plus étalée, mais en même temps, plus faible, des battements cardiaques. La dilatation et les battements des jugulaires, sans pouls veineux proprement dit toutefois, ne sont pas rares non plus. Si l'asthénie s'accentue, la congestion et l'œdème pulmonaire ne tarderont pas à apparaître, en même temps que s'étend et s'aggrave l'œdème du tissu cellulaire sous-cutané.

Quant au pouls, dans une première phase, il est dur, bondissant, accusant au doigt et au sphygmographe l'élévation de la tension artérielle; les recherches de Mahomed et de Riegel ne laissent aucun doute à cet égard. Dans une deuxième phase, quand les phénomènes s'aggravent, ces caractères se modifient; il devient tantôt ample et mou, tantôt petit, fréquent, inégal, traduisant au contraire l'impuissance contractile du ventricule gauche. La dilatation aiguë des cavités cardiaques peut se terminer par la mort; elle peut, d'autre part, disparaître complètement avec la guérison de la néphrite. Enfin, si la lésion rénale se prolonge sous la forme subaiguë, le cœur, comme tout organe creux dilaté, tend à s'hypertrophier; mais pour que cette hypertrophie compensatrice se produise, il est indispensable que l'état général du sujet soit suffisamment bon pour fournir les éléments nécessaires au travail de l'hypersarcose cardiaque.

Hypertrophie simple dans le mal de Bright. — Que l'hypertrophie succède à une dilatation brusque du cœur consécutive à une néphrite aiguë, ou qu'elle se produise lentement et insidieusement, dans le cours d'une atrophie progressive du rein, elle ne manque, pour ainsi dire jamais, à une période un peu avancée du mal de Bright. Elle porte exclusivement d'abord sur le ventricule gauche. L'inspection dénote l'énergie de la contraction cardiaque et de l'impulsion de la pointe; la pointe est abaissée au niveau de la sixième côte; la matité du cœur est augmentée en hauteur. A l'auscultation, sauf l'éclat métallique des bruits et l'accentuation du deuxième ton cardiaque à la base, il n'existe ni modification du rythme, ni bruit anormal surajouté ou soufflant.

Dans les périodes silencieuses de la maladie, quand la compensation est parfaite, cette hypertrophie ne provoque aucun trouble morbide. Les malades n'accusent ni oppression, ni palpitations; le pouls est normal comme force et comme amplitude. L'hypertrophie peut passer inaperçue du médecin comme du malade, aussi bien que la lésion rénale. Toutefois, dans les périodes avancées du rein contracté, l'hypertrophie, devenue excessive, dépasse parfois les limites de la compensation, et amène, sans dilatation concomitante, des troubles qui attirent l'attention. Ces troubles sont alors dus à la tension artérielle extraordinairement exagérée par la force anormale du ventricule gauche. La polyurie accrue au point d'atteindre quatre, cinq, six litres dans les vingt-quatre heures, devient gênante; le pouls est d'une raideur et d'une brusquerie caractéristiques; il est tendu comme un fil de fer. Les malades peuvent accuser des étourdissements, de la céphalalgie, une certaine gêne précordiale.

Hypertrophie avec dilatation. — L'équilibre circulatoire finit par se rompre; le myocarde fléchit et des dilatations passagères se produisent. C'est au moment de ces crises de dilatation, que le malade accuse des troubles fonctionnels confinant à l'asystolie. Le bruit de galop apparaît à l'auscultation. Puis la dilatation s'aggrave, le pouls devient petit et faible, l'œdème se développe, et les accidents persistent jusqu'au jour où la compensation s'établit de nouveau pour une période plus ou moins longue.

Il est aisé de comprendre qu'à chacune de ces crises, la dilatation passagère peut devenir définitive; la lésion rénale trop étendue et trop profonde ne permet pas la compensation, et le malade succombe, à la fois œdématié et urémique.

Hypertrophie de croissance. — Trois signes existent d'une manière plus ou moins constante : l'augmentation de volume du cœur; un souffle systolique, enfin et plus rarement, l'arythmie du cœur et du pouls. Il est à noter d'ailleurs que la région précordiale ne présente aucune voussure; la main appliquée sur cette région reconnaît une impulsion plus marquée des battements cardiaques, mais sans percevoir de frémissement.

L'augmentation de volume se traduit, à l'aide de la percussion, par l'allongement de la matité relative et absolue de l'organe, sans que le diamètre transversal soit augmenté; de plus, la pointe du cœur, qui est sensiblement abaissée, bat dans le sixième et même le septième espace intercostal, dans la ligne mamillaire, sans présenter de retrait appréciable, et sans entraîner en arrière l'espace intercostal correspondant. On peut donc dire, avec M. G. Sée, que, chez les adolescents, plus rarement chez les enfants de dix à quinze ans, il y a une hypertrophie réelle du cœur gauche.

Le *souffle*, qui n'est pas constant, mérite également de fixer l'attention; il correspond exactement à la systole, sans la précéder ni lui survivre; il siège dans la région de la pointe, sans y avoir son maximum absolu. Il se rencontre plutôt un peu au-dessus de la pointe, et couvre en partie la surface précordiale, tout en diminuant d'intensité, à mesure qu'on se rapproche de la base ; là, il disparaît et ne se prolonge pas dans les vaisseaux, ce qui prouve qu'il n'est pas d'origine anémique. Il a d'ailleurs un timbre rugueux, plutôt que véritablement soufflant ; cependant il ne rappelle nullement le bruit de souffle-frottement qu'on observe à la suite des péricardites plastiques ; ce frottement, qui peut couvrir toute la région précordiale, occupe principalement la base du cœur, au point où se fait la réflexion du feuillet péricardique sur les gros vaisseaux, et il ne coïncide jamais d'une manière rigoureuse avec la systole, ni avec la diastole. On peut donc dire qu'il ne s'agit pas d'une lésion du péricarde. Il s'agit là, très probablement d'un souffle extra-cardiaque.

Ce souffle n'appartient pas davantage au rétrécissement mitral, qui est assez fréquent chez les jeunes gens et surtout chez les jeunes filles, car le rétrécissement se traduit par un bruit de roulement systolique.

Le pouls reste invariable et les tracés sphygmographiques indiquent l'état normal : ce n'est pas le pouls de l'insuffisance mitrale, ni celui de la chlorose. Mais il existe fréquemment des intermittences ou des battements très rapprochés, qui se manifestent par séries de trois ou quatre, pour reprendre ensuite le rythme régulier pendant un certain nombre de pulsations : c'est l'arythmie dans sa forme la plus simple, qui n'a aucune proportionnalité, ni avec la fréquence des battements, ni avec les palpitations perçues par le malade.

L'hypertrophie de croissance, qui évolue quelquefois sans aucun trouble, revêt ordinairement, d'après M. G. Sée, trois formes fonctionnelles : elle se révèle par des palpitations, c'est la forme tachycardique; d'autres fois, ce sera la forme dyspnéique; enfin, ce qui est bien plus singulier, c'est la forme céphalalgique, qui est souvent méconnue dans son origine.

Dans la forme *tachycardique*, les palpitations constituent quelquefois le seul phénomène accusé par le jeune malade, et paraissent plus fréquentes dans la dilatation que dans l'hypertrophie vraie. La plupart des médecins qui les observent, et qui savent bien qu'elles ne dépendent pas d'une lésion mitrale, les considèrent habituellement comme d'ordre névroasthénique, bien qu'elles ne reconnaissent nullement l'origine émotive, ni l'onanisme; si, en même temps, il se trouve de l'hypertrophie, on intervertit l'ordre d'apparition des phénomènes, et on suppose que le cœur s'hypertrophie à la suite de cette tachycardie. Il suffit, pour éliminer cette hypothèse, de remarquer que le cœur peut battre d'une manière démesurément fréquente, ou même désordonnée, pendant des années, sans subir la moindre hypertrophie; le débit du cœur, dans ces cas, est simplement différent: trois contractions rapides, superficielles du cœur, n'expulsent pas plus de sang dans l'unité de temps qu'une simple contraction énergique et pleine (Marey). On voit des hystériques, et surtout des tachycardiques, atteints de la maladie de Basedow, avec 140 et jusqu'à 180 battements à la minute, sans présenter la moindre augmentation de volume du cœur; ce ne sont pas les palpitations qui produisent l'hypertrophie, c'est l'inverse qui a lieu.

Dans la forme *dyspnéique*, il est des malades qui n'ont pas de trouble dans le rythme des pulsations; ils se plaignent d'une gêne respiratoire, parfois constante, même au repos, mais se produisant surtout à l'occasion d'exercices prolongés ou violents, sans que l'auscultation révèle un trouble quelconque de la respiration, ni le souffle présystolique qui montre l'existence du rétrécissement mitral.

Le troisième type, ou forme *céphalalgique*, parait tout à fait étranger au cœur; il se dessine par une céphalée bien décrite par Charcot, Keller, René Blache, mais dont on n'avait pas soupçonné les rapports de causalité avec l'accroissement physiologique du cœur; c'est bien une céphalée de croissance, mais indirecte: c'est, en réalité, une hypertrophie cardiaque de croissance avec céphalée; elle est caractérisée par les maux de tête frontaux continus, qui se renouvellent sûrement, à chaque tentative de travail intellectuel, se dissipent souvent à l'air et pendant le repos de l'esprit, pour reparaitre ensuite, souvent des mois entiers, avec ou sans interruption.

Distincte de la migraine, parce qu'elle n'est pas hémicrânique, parce qu'elle est sans rapport avec les fonctions visuelles, et qu'elle n'est pas suivie de vomissements, la céphalée cardiaque de croissance s'observe le plus souvent pendant la vie active de l'éducation, entre treize et vingt ans, et reconnait souvent pour cause la contention d'esprit chez les travailleurs, mais parfois aussi les moindres efforts d'attention chez les élèves médiocrement assidus.

Chez les enfants plus jeunes, elle n'est pas rare;

lorsqu'il s'agit de jeunes filles, surtout près de l'époque du développement sexuel, elle ne manque pas d'être confondue, soit avec des névralgies, bien qu'elle ne soit jamais localisée dans un nerf, soit avec la chlorose, bien qu'il n'y ait point de traces d'hypohémoglobinhémie, ni de souffle dans les vaisseaux. Quel que soit le sexe de ces enfants, s'ils sont dans de bonnes conditions d'hygiène, il n'y a pas d'autre cause à invoquer que l'hypertrophie de croissance. Mais comment agit le cœur hypertrophié sur l'encéphale? Est-ce en le vascularisant, ce qui est probable, ou en l'anémiant, ce que rien ne démontre? Le rapport du phénomène à la cause n'est pas douteux.

L'hypertrophie compensatrice chez les enfants[1]. — La curabilité des affections cardiaques chez les enfants est une chose admise depuis les travaux de M. Peter. J'ai moi-même soutenu la même opinion, avec observation à l'appui, dans un travail sur l'ascite[2].

M. Bonain a été frappé lui-même de voir, chez certains enfants, un état général excellent parfois, toujours meilleur que chez l'adulte, coïncidant avec des signes de lésions sérieuses, profondes, datant de plusieurs années; en d'autres termes, une compensation parfaite, voilà ce qu'il a constaté chez la plupart des petits malades qu'il a eu à examiner.

L'hypertrophie cardiaque secondaire compensatrice s'établit chez l'enfant, de même que chez l'adulte,

1. Consulter la thèse du Dr Bonain sur ce sujet. Bordeaux, 1892.
2. G. ANDRÉ, *Considérations sur l'ascite*, Paris, Masson, 1884.

dans le but de rétablir dans la circulation l'équilibre rompu par une altération des valvules. Or, la nutrition du cœur, chez l'enfant, s'opère dans des conditions d'autant plus favorables que chez lui, le sang circule largement et librement dans un système artériel bien développé et bien conditionné. C'est probablement dans cette hypernutrition du cœur qu'il faut rechercher l'explication de l'extrême rareté des phénomènes de déchéance de l'organe, dans l'enfance. M. R. Blache[1] a signalé, dans sa thèse, la rapidité avec laquelle s'établit l'hypertrophie compensatrice chez les enfants : chez eux, grâce à l'activité de la nutrition, aidée de l'action du processus inflammatoire, il n'est pas rare de voir le cœur augmenter sensiblement de volume, dans l'espace d'une ou deux semaines. Si même l'altération valvulaire est légère, elle peut, contrairement à ce qui se passe chez l'adulte, *guérir quelquefois*.

Il est un fait digne de remarque, et qui ne peut manquer d'attirer l'attention de tous ceux qui s'occupent de pathologie infantile, c'est l'innocuité relative de l'hypertrophie du cœur chez les enfants, et le peu de retentissement qu'elle a sur l'organisme. La santé générale se maintient bonne ; les palpitations s'accompagnent rarement d'angoisse respiratoire, si ce n'est à la suite d'exercices violents, pendant les jeux, après une course, etc. Les congestions chroniques du poumon ne se rencontrent presque pas, ou quand elles se manifestent, elles ne s'accompagnent pas d'hémoptysie ou d'apoplexie pulmonaire.

---

1. *Maladies du cœur chez les enfants.* Thèse de Paris, 1869.

Rilliet et Barthez désignent sous le nom de cardiopathies latentes des insuffisances mitrales où la santé
générale se maintient pendant des années dans des
conditions excellentes. L'asystolie est rare. M. Cadet
de Gassicourt déclare ne jamais avoir vu de cas de
mort chez des enfants à la suite d'endocardite chronique non compliquée de péricardite. La maladie,
quand elle est grave, parait s'arrêter à la porte de
l'asystolie.

ROLE DE L'HYPERTROPHIE DANS LES SCLÉROSES CARDIAQUES [1]

Les nombreux travaux, grâce auxquels les scléroses cardiaques se sont peu à peu dégagées du groupe compact des cardiopathies valvulaires, sont loin d'avoir élucidé la question. S'il est possible souvent de reconnaitre cette affection au lit du malade, si son étude histologique a fait d'incontestables progrès, il n'en reste pas moins bien des obscurités et bien des sujets de discussion, tant dans l'anatomie pathologique que dans la séméiologie.

Il n'entre pas dans mon programme de donner une description détaillée de ces nouvelles cardiopathies : mais il est essentiel que le lecteur soit au courant des grandes lignes de cette question, car l'hypertrophie se rencontre assez fréquemment, comme élément accessoire, dans l'évolution de certaines de ces myocardites chroniques.

J'ai déjà parlé longuement des travaux de M. Letulle (Thèse de 1879), et de ceux de MM. Debove et Letulle (*Hypertrophie dans la néphrite interstitielle*). Il me suffira de rappeler que, pour M. Letulle, il se déve-

1. Consulter : HUCHARD *loc. cit.*. — OMBROZOLA (Thèse de Paris, 1888, *Étude sur le cœur sénile*). — NICOLLE (Thèse de Paris, 1890, *Grandes scléroses cardiaques*). — WEBER (Thèse de Paris, 1887, *Artério-sclérose du cœur*). — BAUMÉ (Thèse de Paris, 1892, *Étude des myocardites*).

loppe dans le cœur des individus atteints de lésions valvulaires, une sclérose qui résulte de proliférations cellulaires, soit périvasculaires, soit perifasciculaires. L'édification en est plus rapide quand le système artériel est malade. Dans tous les cas, la néoformation conjonctive a de graves conséquences, puisqu'elle met un terme à l'hypertrophie musculaire. Dans la néphrite interstitielle, disent MM. Debove et Letulle, les lésions scléreuses du myocarde ne sont qu'une expression locale de la fibrose artério-capillaire de Gull et Sutton, dont le foyer principal a son siège dans le rein. Ici la sclérose est primitive et entraîne secondairement l'hypertrophie. Le mécanisme est celui de la périartérite et le point d'élection les piliers de la mitrale.

Quelles que soient les causes apparentes de sa formation, la sclérose du cœur, d'après M. Weigert, reconnaît toujours le même mécanisme. Ce mécanisme est celui de l'oblitération progressive des rameaux artériels coronaires. Tandis que la suppression brusque du cours du sang amène dans le myocarde la production d'un foyer nécrosique, sa diminution quantitative provoque la disparition des fibres musculaires et la formation ultérieure de « callosités ». Ce sont des idées assez analogues, en somme, aux précédentes que défend M. H. Martin; mais de l'ensemble de ses publications se dégage un corps de doctrine, et non plus un simple aperçu théorique. Cette doctrine sera discutée à propos de la pathogénie de la cirrhose cardiaque. Je rappellerai seulement que M. H. Martin admet dans le cœur, comme dans les viscères, tout un groupe de scléroses,

reconnaissant pour cause efficace, un état dystrophique lié à la sténose lente des petites artères.
Tandis que, sous l'influence de ces conditions de
malnutrition, les fibres myocardiques disparaissent,
la trame conjonctive voit, au contraire, sa vitalité
s'exalter et édifie un tissu fibroïde nouveau. Elle le
fait, bénéficiant seule désormais des sucs nutritifs
qu'il lui fallait partager auparavant avec l'élément
noble. Un tel processus ne peut évidemment siéger à
son début que le plus loin possible des vaisseaux de
calibre. C'est, en effet, la topographie que M. H. Martin
assigne à la sclérose du cœur.

M. Lancereaux[1] donne comme caractères fonda-
mentaux de la « myocardite scléreuse primitive »
la lenteur de son évolution et sa tendance à déformer
les cavités cardiaques. Il en fait une lésion d'origine
inflammatoire due, tantôt à la propagation d'une
endocardite ou d'une péricardite, tantôt à des causes
encore très peu connues et au nombre desquelles
figure l'alcoolisme. Puis, en quelques lignes, il en
trace les principaux signes cliniques. La myocardite
scléreuse peut aussi succéder, selon lui, à un infarctus, quand celui-ci n'a pas entraîné la cardio-
rhexie. Quant à l'influence de la syphilis sur la
sclérose cardiaque, M. Lancereaux ne la considère
point comme suffisamment démontrée.

M. Juhel-Renoy[2] distingue également une « myocardite scléreuse primitive hypertrophique » et des
myocardites scléreuses secondaires. La première est
inflammatoire, périvasculaire et progressive, accom-

1. *Anat. pathol.*, 1879.
2. Thèse de Paris, 1882.

pagnée d'atrophie et de dégénérescence graisseuse
de la fibre. Les autres sont le propre des brightiques,
des athéromateux, etc., et avant tout des valvulaires :
« Pas d'asystolie sans cirrhose cardiaque. » Les
signes de la myocardite primitive sont étudiés avec
soin; je les mentionnerai plus tard en détail. Le travail de M. Huber diffère essentiellement de ceux qui
précèdent. C'est surtout un article à thèse où la
description ne tient que peu de place; les observations, en effet, sont très résumées et presque toutes
uniquement anatomo-pathologiques; enfin, il n'y est
rapporté, pour la sclérose, qu'un seul examen histologique d'une quinzaine de lignes.

Après avoir noté que la sclérose est toujours
accompagnée de lésions artérielles, l'auteur cherche
à démontrer qu'il n'y a pas là une simple coïncidence.
Il cite alors certains faits d'infarctus cardiaques
coexistant avec la thrombose des artères coronaires,
et note dans ces cas la présence d'une dégénérescence
hyaline de la fibre; or, cette dégénérescence, il l'a
rencontrée aussi dans la sclérose jeune. Il en conclut
que cette dernière n'est que le résultat d'une nécrose
moléculaire. Revenant à la description de la sclérose,
l'auteur signale son identité de structure avec l'anévrysme du cœur, ses complications (thromboses
pariétales et rupture), mais tout cela très brièvement.
Il s'étend davantage sur l'*hypertrophie* cardiaque,
qu'il attribue à l'artério-sclérose et aux lésions rénales concomitantes.

Dans un travail présenté à la Société anatomique,
M. Letulle étudie sous le nom de « Plaques atro-
phiques » certains troubles qu'il attribue à l'artérite

des coronaires. Voici en quoi consistent essentiellement ces modifications histologiques : les fibres
myocardiques dégénèrent et disparaissent plus ou
moins complètement, ne laissant à leur place que la
trame conjonctivo-vasculaire qui les entoure. Sup-
posons maintenant que dans ce reticulum, quelques
capillaires viennent à se transformer en blocs
fibroïdes, et nous aurons la « sclérose molle » de
M. Odriozola.

Cet auteur, dans une excellente thèse inspirée par
M. Letulle et par un mémoire inédit de MM. Brault
et Letulle, fait de la sclérose myocardique la localisation d'un processus général dégénératif de sclérose
artério-capillaire ; tout en montrant la grande fréquence des lésions artérielles, endartérites, mésar-
térites et périartérites, qui sont des lésions identiques,
ne différant que par une certaine prédominance sur
l'une des tuniques, il réclame une part beaucoup
plus grande à la sclérose des capillaires dans la production de la sclérogénèse interstitielle. Cette sclérose
primitive des capillaires permet d'invoquer l'action
directe, si la fibrose périartérielle est le résultat de
la périartérite, et par suite est inconstante comme
celle-ci, la fibrose périfasciculaire reconnait pour
cause l'épaississement des capillaires. Cependant,
avec M. Letulle, il se demande si on ne doit pas faire
jouer un certain rôle à l'ischémie.

M. Brault (*Arch. de méd.*, 1888) a soutenu l'action
directe en l'étendant même plus loin. Il refuse à
l'oblitération artérielle un pouvoir dystrophique progressif ; il n'y a pas corrélation entre l'artérite et la
sclérose. Or, il n'y a pas de rapport entre la sclérose

cardiaque observée et la cicatrice d'un infarctus. La sclérose cardiaque n'est autre chose que la réaction du tissu conjonctif, vis-à-vis d'une cause qui amène simultanément la lésion des artères, des capillaires et du stroma conjonctif.

M. Nicolle (*loc. cit.*) n'admet pas la sclérose péri-artérielle, qui pour lui ne serait qu'une variété de sclérose périfasciculaire siégeant près des gaines vasculaires. Il reconnaît comme démontrée l'action directe de l'agent pathogène sur l'endartère, pouvant produire l'endartérite ou la périartérite des grosses branches artérielles : de plus « les lésions des artérioles sont identiques, plus fréquentes et plus accentuées ; elles paraissent beaucoup plus souvent que les précédentes proportionnelles aux lésions scléreuses ; mais, à cet égard, on ne saurait établir une évaluation même approximative ». Après avoir montré que les foyers de dégénération débutent presque toujours au niveau des points de moindre nutrition il borne son hypothèse à se demander « si l'ischémie par endartérite n'ajoute pas ses effets à ceux de la cause irritante, en exagérant la vulnérabilité de la fibre et en diminuant la force de réaction du stroma ».

MM. Bard et Philippe (*Rev. de méd.* 1891) admettent l'existence d'une classe de myocardites, dites myocardites interstitielles chroniques, où la lésion scléreuse semble débuter dans le tissu conjonctif frappé primitivement, les lésions vasculaires étant sans importance.

M. Weber (*loc. cit.*) décrit trois formes de scléroses cardiaques : une forme inflammatoire (qu'il met d'ailleurs au second plan) ; une forme dystro-

phique et une forme mixte. Il insiste sur la fréquence
de l'endartérite oblitérante et sur deux lésions de la
fibre cardiaque, l'une importante, dit-il : l'atrophie
par compression mécanique; l'autre secondaire, la
transformation hyaline. Localisation de l'artério-
sclérose généralisée, la sclérose du myocarde n'est
pour lui, comme pour son maître, M. Huchard, que
l'artério-sclérose du cœur. Malheureusement, l'auteur
parait avoir surtout étudié la lésion dans les piliers
de la mitrale, et n'avoir eu sous les yeux que des
altérations relativement peu étendues et d'ancienne
date.

Si nous passons maintenant au groupe des
recherches *étiologiques et cliniques*, nous voyons que,
déjà en 1860, Virchow écrivait que la syphilis n'était
pas sans influence sur la production de certaines
myocardites. Plus tard, M. le professeur Brouardel
insistait sur l'importance que pourraient avoir, à ce
point de vue, la variole et l'infection purulente.
Gueneau de Mussy et Besnier ont fait les mêmes
remarques, pour ce qui concerne le rhumatisme
articulaire aigu. Mais, il faut bien le dire, aucun
travail d'ensemble n'avait paru sur la question avant
le mémoire de MM. Landouzy et Siredey (1885).

C'est à eux que revient l'honneur d'avoir comblé
cette lacune, en montrant les rapports de certaines
maladies infectieuses : scarlatine, variole et surtout
fièvre typhoïde, avec l'induration myocardique.

De son côté, dans une série de publications que
résume un chapitre de ses leçons sur les affections
du cœur et des vaisseaux (1889), M. Huchard chercha
à fixer la symptomatologie de la sclérose du cœur

esquissée déjà par MM. Rigal et Juhel-Renoy. Se basant sur l'hypothèse de M. H. Martin, il assigne à la sclérose cardiaque trois périodes : artérielle, cardio-artérielle et mitro-artérielle. Il montre ensuite combien peuvent différer les manifestations dominantes de l'affection et se trouve amené à décrire certaines formes sur lesquelles je reviendrai plus tard.

Aperçu symptomatologique des scléroses cardiaques. — Je n'ai pas, bien entendu, l'intention d'insister sur cette question, mais je désire rechercher si, dans l'évolution de ces scléroses, l'hypertrophie cardiaque peut se montrer, à titre épisodique, et le plus ou moins d'importance de son rôle.

Chaque observation d'hypertrophie vraie accompagnée d'artério-sclérose des coronaires, constitue un problème dont la solution est souvent assez facile. Il faut partir de cette donnée fondamentale que, dans l'artério-sclérose généralisée, compliquée ou non de néphrite interstitielle, l'hypertrophie secondaire du cœur gauche est la règle.

Mais quand l'autopsie démontre la coexistence d'athérome avec rétrécissement plus ou moins considérable, ou même avec obstruction d'un département plus ou moins étendu des artères coronaires, il est nécessaire de faire une enquête qui portera sur plusieurs points, et tout particulièrement sur l'âge du sujet, l'état du système artériel et l'état du rein. Si le sujet est encore jeune, et si l'état pathologique des coronaires est assez circonscrit, l'explication est facile : la thrombose artérielle cardiaque est un accident, tout au plus une complication qui n'a joué qu'un rôle secondaire, au point de vue des altérations régressives de l'organe. *Tant que l'âge du patient le comporte, et tant que le permet l'intégrité plus ou moins étendue de certains départements vasculaires du cœur, la fibre musculaire encore intacte lutte et atteint, par ses efforts répétés, une hypertrophie quelquefois considérable, démontrée histologiquement* (Letulle).

C'est là une *hypertrophie compensatrice*, au sens absolu du mot, que l'on retrouve aussi vraie, aussi isolée dans les zones périscléreuses que dans la région périatrophique du cœur sénile (Odriozola).

Les caractères généraux de ce que M. Huchard appelle les cardiopathies artérielles seraient les suivants : dès le début, on pourrait constater *l'augmentation de la tension* artérielle « qui, au lieu d'être considérée comme un effet du développement de l'artério-sclérose généralisée, en est certainement *la cause*; cette hypertension artérielle a pour origine un état spasmodique plus ou moins généralisé, plus ou moins permanent du système vasculaire. » Un autre signe important, c'est le retentissement diastolique de l'aorte, retentissement en *coup de marteau*, siégeant à la base du cœur, à droite du sternum, et que M. Huchard veut distinguer du retentissement métallique aortique noté par Traube dans la néphrite interstitielle, ainsi que du bruit clangoreux décrit par G. de Mussy dans la dilatation de l'aorte. Un autre des caractères généraux de l'artério-sclérose du cœur réside dans l'apparition soudaine d'attaques asystoliques, et souvent aussi dans des accidents complexes où l'asystolie et l'urémie semblent se combiner. Il en est de même d'ailleurs pour les accidents cérébraux, lesquels seraient plus précoces dans les cardiopathies artérielles que dans les affections valvulaires.

M. Huchard décrit trois périodes qui embrassent la marche de l'artério-sclérose du cœur : la première, *préartérielle*, est caractérisée par l'augmentation permanente de la tension vasculaire, *sans lésion* des vaisseaux. Toutefois, l'auteur reconnait qu'il existe déjà à cette période une dilatation légère de l'aorte, symptôme et non pas maladie, « témoignage précoce de l'hypertension artérielle et de résistances périphériques ».

La seconde période, que l'auteur dénomme *cardio-artérielle*, serait caractérisée par une endartérite chronique qu'on pourrait appeler centripète, puisqu'elle débute par les artères périphériques pour gagner les artères viscérales et le myocarde. Dans cette période, l'élévation de la tension artérielle existe encore.

Dans la troisième période, ou *mitro-artérielle*, la scène change : les cavités cardiaques et les orifices auriculo-ventriculaires se dilatent; enfin, et surtout, la tension artérielle diminue. D'après M. Huchard, le malade ne doit plus être considéré comme un artério-scléreux, mais bien comme un cardiaque asystolique et traité comme tel.

Dans cette étude très soignée. M. Huchard décrit encore la marche de la maladie et isole six formes ou types cliniques qu'il désigne sous les noms suivants : *pulmonaire*, *douloureux*, *arythmique*, *tachycardique*, *bradycardique* (pouls lent permanent) et *asystolique*.

Ce sont surtout les symptômes cardio-vasculaires de la première période qui paraissent tributaires de l'hypertrophie.

La *voussure* précordiale n'est pas très accusée; elle l'est certainement beaucoup moins que pour le cœur rénal, où l'hypertrophie est plus accentuée. Cette voussure précordiale est ordinairement en rapport avec l'accroissement de volume du cœur, *mais il importe de ne jamais confondre* celui-ci avec l'hypertrophie. L'augmentation de volume tient à trois causes différentes qui marquent souvent les étapes successives de la maladie étudiée par M. Huchard.

L'anatomie pathologique de l'hypertrophie simple du myocarde (myo-hypertrophie, pour la distinguer de la pseudo-hypertrophie scléreuse plus tardive) est le résultat de l'artério-sclérose périphérique, beaucoup plus que de la sclérose intra-cardiaque qu'elle précède le plus souvent. Aux périodes suivantes, l'augmentation de volume est produite par l'hyperplasie conjonctive (scléro-hypertrophie cardiaque), et ensuite par la tendance consécutive du cœur à la dilatation (*cardiectasie*). L'examen du choc précordial permet le plus souvent d'établir le diagnostic de ces divers états du myocarde et des cavités cardiaques; ce diagnostic renferme par lui-même une indication pronostique d'une certaine importance, car si la myo-hypertrophie est favorable, il n'en est plus de même de la scléro-hypertrophie et de la dilatation du cœur qui montrent déjà une diminution de résistances des parois cardiaques.

Le *choc précordial* est intéressant à étudier; on le

trouve, au début de l'affection (*myo-hypertrophie cardiaque*), plus bas qu'à l'état normal, vers le cinquième espace intercostal, sur le prolongement et un peu en dehors de la ligne mamelonnaire; il se fait avec force, la pointe se détachant ensuite rapidement et brusquement de la paroi, ce qui donne l'aspect du cœur impulsif. D'autres fois, à une période plus avancée (*cardiectasie*), ce choc est étalé sur une assez large surface, la projection de la pointe et du ventricule gauche se faisant sentir dans plusieurs espaces intercostaux et jusqu'à la région épigastrique. A une dernière période de l'affection, quand la dégénérescence myocardique est un fait accompli (*scléro-hypertrophie cardiaque*), le choc précordial est remplacé par une faible ondulation, ou même il peut avoir entièrement disparu.

C'est même là un symptôme d'une certaine importance, et il est intéressant de constater l'absence complète du choc précordial avec le pouls radial relativement fort et vibrant. D'autres fois, et cela particulièrement au début de la maladie, on observe un phénomène inverse; c'est le désaccord entre les signes fournis par le pouls et la force ou faiblesse des battements cardiaques. Ce signe avait été, en partie, indiqué par Corvisart. « Avec un ventricule gauche aussi dilaté et d'une aussi grande épaisseur, disait-il, dans une étude sur l'endurcissement du tissu musculaire du cœur, le malade aurait dû avoir le pouls très large, très dur et très fort, puisque tous les orifices vasculaires étaient aussi très larges. Cependant il était petit, serré, concentré, faible, irrégulier et parfois intermittent, ce qui s'explique fort bien par la dureté élastique de la partie gauche du cœur, et de la cloison de ces ventricules, qui ne devait permettre à ce viscère qu'une contraction pénible, très difficile et nécessairement très incomplète. » '

Gendrin a été encore plus explicite : « Si les battements du cœur, dit-il, sont énergiques et que, cependant, le pouls ne donne à l'exploration que des diastoles artérielles courtes et faibles, ce défaut de rapport peut se rapporter à certaines maladies du cœur. Ainsi, dans la *cardite*, les systoles du cœur sont énergiques et se décèlent par des chocs très forts sur les parois du thorax, et cependant les diastoles artérielles sont faibles, incomplètes, et quelquefois si peu prononcées, que le pouls est comme ondulant et vermiculaire. »

L'auscultation du cœur et de l'aorte donne des résultats importants. On connaît déjà le retentissement diastolique de l'aorte. A la base, le premier bruit peut être sec et parcheminé, et il peut exister un souffle diastolique, symptomatique d'une insuffisance fonctionnelle des valvules semi-lunaires. Dans l'artério-sclérose du cœur, d'après M. Huchard, les souffles valvulaires n'ont pas une grande importance. D'abord, *ils sont le plus souvent absents*, mais l'artério-sclérose du cœur à type myocardique peut produire par elle-même des souffles valvulaires à l'orifice mitral. Alors, il s'agit toujours d'insuffisance fonctionnelle de cet orifice.

Dans la myocardite scléreuse hypertrophique, je relève des phénomènes qui ont une grande analogie avec ceux de la sclérose de M. Huchard : les palpitations douloureuses, la dyspnée, la douleur précordiale dont M. Peter a démontré, et la fréquence et les localisations, l'arythmie exceptionnellement rare, la tachycardie, la dilatation du cœur, les poussées successives de congestion pulmonaire, l'œdème pulmonaire, l'ascite, la polyurie nocturne. Je retrouve même une étiologie analogue : intoxications lentes et continues, alcool, tabac, plomb ; manifestations diathésiques, telles que la goutte, le rhumatisme, le diabète, l'albuminurie.

Nous avons déjà vu que MM. Landouzy et Siredey (*Revue de Médecine*, 1885 et 1887) rapportent à l'endartérite oblitérante progressive les myocardites, suites tardives d'une maladie infectieuse. Ces éminents observateurs ont retrouvé chez des malades des signes permettant d'affirmer une altération du myocarde. L'*hypertrophie cardiaque* a été chez tous la preuve d'un travail organopathique; ils l'ont retrouvée, légère le plus souvent, mais constante. La pointe du cœur, qui, normalement, bat dans le quatrième espace intercostal, était abaissée dans le cinquième espace ou un peu au-dessous, dans le sixième rarement, en même temps qu'elle était portée un peu en dehors vers la ligne axillaire. Parallèlement à cette hypertrophie, ils ont noté assez souvent l'affaiblissement du choc de la pointe abaissée: la sensation du choc devient, en général, plus difficile à percevoir que chez un sujet dont le myocarde est sain. Presque toujours, l'absence de bruits pathologiques dénonçait l'absence de lésions valvulaires. Parfois, certains souffles orificiels, perçus momentanément, devaient être rapportés au défaut d'énergie contraclite du muscle et des piliers, l'insuffisance de nature purement fonctionnelle ne devant pas être rapportée à une altération organique vraie et disparaissant avec la cause qui l'avait produite.

Ces formes de cardiopathies, qui ne sont que la détermination locale d'une maladie générale, la fièvre typhoïde la plupart du temps, paraissent être le résultat, dans une proportion qu'il n'est pas possible de déterminer, de diverses maladies d'ordre microbien ou toxique qui ont pu atteindre l'organisme. Il survient d'abord une myocardite aiguë, par le fait de toxines microbiennes ; puis l'état chronique s'établit, une fois la cause pathogène disparue, par les déviations nutritives des cellules, par le travail scléreux du tissu interstitiel, par l'évolution progressive des processus artéritiques. L'hypertrophie cardiaque constitue pendant longtemps le symptôme le plus saillant de cette variété de myocardite.

J'ai tenu à résumer en quelques pages cette question nouvelle et malheureusement bien confuse des scléroses du cœur. Un grand nombre d'observations consciencieuses et sagaces ont essayé de porter quelque lumière sur ce sujet ; il reste certainement beaucoup à faire encore.

DIAGNOSTIC

Les palpitations. — L'erreur est commise journellement, sinon par les médecins, du moins par les malades. M. G. Sée, dans ses deux ouvrages sur les maladies du cœur, a très magistralement et très élégamment élucidé cette question.

Les palpitations sont souvent marquées par quatre ou cinq signes, dont les deux premiers sont constants :

1° *Des battements plus fréquents,* parfois aussi plus brefs : c'est là le fait dominant ;

2° *Des contractions cardiaques* qui *paraissent* plus intenses, parce qu'elles sont accompagnées d'une sorte de *cliquetis métallique* et d'un choc plus fort, et l'impulsion du cœur plus énergique, tandis qu'en réalité, il n'est que plus facilement perceptible, soit à cause d'une dilatation concomitante du cœur, soit à cause d'une déplétion plus fréquente du cœur qui, ayant ainsi moins de résistance à surmonter, se contracte plus librement, plus facilement et plus bruyamment. Le cliquetis qui se perçoit généralement pendant le choc, et près de lui, est souvent remplacé par un léger souffle systolique qui se propage à la base ou s'y perçoit exclusivement. Quand le cliquetis est affaibli, l'énergie du cœur est au minimum, malgré les battements si fréquents, et le choc lui-même n'existe plus.

Les palpitations ne sont constituées, en général, que par cette accélération des battements; on les voit cependant coïncider parfois avec l'arythmie ou avec des intermittences du cœur, ce qui est bien plus rare. Or, dans l'arythmie, le pouls ne traduit pas toujours d'une façon précise l'irrégularité et le désordre du cœur. Il en est de même dans les palpitations avec ou sans arythmie; les pulsations radiales ne correspondent pas toujours exactement avec les battements du cœur. La circulation capillaire est toujours plus ou moins troublée dans les palpitations; le visage est généralement pâle.

La plupart des palpitations donnent lieu à des sensations spéciales perçues par les malades sous forme de *choc douloureux* et violent dans la poitrine, soit au niveau de la région précordiale, soit dans d'autres points, et même du côté opposé par irradiation des sensations dans les plexus cervico-brachiaux. D'autres ont conscience des pulsations qui se produisent aux deux temps du cœur, ou bien dans les artères superficielles, en particulier dans celles de l'oreille, et qui troublent souvent leur repos ou leur sommeil; tout est agité, le cœur comme les artères. Il est à noter cependant qu'il y a défaut absolu de concordance entre la palpitation réelle et les sensations perçues par le malade. Ainsi, il se peut, qu'au moment où il annonce les sensations subjectives, le médecin ne constate aucun signe réel; dans ces cas, il s'agit le plus souvent de névralgie intercostale, ou de frémissement dans les muscles des parois thoraciques; ce sont des *pseudo-palpitations*. De *douleurs véritables* dans le cœur il n'est pas question; la sensibilité du cœur n'existe pas, ou plutôt elle ne ressemble en rien à celle des autres organes, et les propriétés sensibles du nerf vague n'ont pas d'analogie avec celles des autres nerfs. Par contre, ainsi que l'a prouvé F. Franck, il existe dans l'endocarde des points nombreux, dont l'excitation provoque des actes réflexes sur divers organes ou sur les centres nerveux; c'est un mode spécial d'impression et de réaction.

Au lieu de douleurs, les malades accusent, presque toujours une soif d'air des plus pénibles, avec resserrement dans le thorax. Parfois même, pendant ou après les grands accès de palpitations, il se manifeste de véritables syncopes.

On peut trouver parfois une dilatation du cœur parmi les causes et les signes des palpitations: *l'hypertrophie n'est ni cause, ni signe, ni surtout l'effet des palpitations*. On dit qu'elles mènent à l'hypertrophie, parce que le cœur, travaillant plus qu'à l'état normal, doit se développer comme un muscle quelconque; mais on sait maintenant que le travail effectué n'est nullement augmenté, il est seulement réparti d'une autre façon; les contractions sont plus nombreuses dans les palpitations, mais chacune d'elles est moins énergique qu'à l'état normal; c'est tout au plus si les palpitations persistantes, prolongées, peuvent user et dilater le cœur.

S'agit-il d'une jeune fille qui, à l'époque de la formation, éprouve des palpitations douloureuses ou non, avec ou sans oppression, le premier soin du médecin sera d'examiner par l'auscultation l'état des vaisseaux du cou ; là on entend ordinairement des souffles veineux, qui, avec la pâleur spéciale du visage, mettent sur la voie du diagnostic ; ce n'est pas de l'hypertrophie : il s'agit de palpitations chlorotiques. Les hémorragies, les hémorroïdes, peuvent aussi donner lieu à de l'anémie et à des palpitations.

Chez les enfants en voie en croissance, on constate souvent des palpitations qu'il ne faut pas confondre avec celles résultant de mauvaises habitudes. Dans la plupart des cas, il faut se défier de ces palpitations dites nerveuses ; elles se rattachent, le plus souvent, chez les enfants *jeunes*, surtout ceux qui sont condamnés à des exercices physiques exagérés, à la dilatation atonique du cœur, ou bien elles dépendent des déplacements du cœur, à la suite de mauvaise conformation de la poitrine. *C'est à partir de l'âge de 12 ans jusqu'à 16 et 20 ans qu'on observe les hypertrophies de croissance, très nettes*, qui ne résultent jamais de palpitations.

Les faux cardiaques. — Les médecins voient fréquemment dans leur cabinet des hypochondriaques, des neurasthéniques surtout qui, avec une véritable résignation, un vrai fatalisme oriental, déclarent qu'ils se savent atteints depuis plusieurs années d'une hypertrophie du cœur vérifiée et affirmée par plusieurs médecins. Il y a surtout la légion des malades qui *souffrent du cœur*.

Dire que dans les affections valvulaires ou artérielles, le cœur n'est pas douloureux, c'est peut-être
s'avancer beaucoup, car dans les myocardites, par
exemple, on peut quelquefois déterminer de la douleur à la pression. Mais, en général, c'est par une
fausse interprétation que des malades, des femmes
surtout, atteintes de névralgie intercostale, sont
convaincus qu'ils sont atteints d'une grave affection
du cœur. Ces personnes vous désignent du geste,
non pas la région sus-mamelonnaire ou sternale,
mais bien la région sous-mamelonnaire gauche,
c'est-à-dire le cinquième espace intercostal. A quoi
on peut répondre hardiment, comme le dit M. Peter,
que puisqu'elles souffrent en ce point, c'est qu'elles
n'ont pas vraisemblablement de maladie de cœur,
attendu que les affections de la valvule mitrale sont
indolentes.

Mais voici ce qui existe alors ; ces gens-là sont des
névropathes ; ils ont une névralgie intercostale gauche, occupant les cinquième, sixième et quelquefois
septième espaces ; si, dans ce cas, on appuie fortement le doigt au-dessous du mamelon, on provoque
une vive douleur.

Or, ce que fait le doigt, de dehors en dedans, la
pointe du cœur le fait, à chacune de ses systoles, de
dedans en dehors. Mais, comme à chaque battement,
l'organe comprime le nerf malade, et comme ces
chocs sont exagérés encore par les palpitations de
l'anémie, le patient, associant dans son esprit ces
palpitations, indice incontestable d'une perturbation
fonctionnelle de l'organe, aux retentissements douloureux qu'elles provoquent, en conclut, avec assez

de vraisemblance, à l'existence chez lui d'une maladie de cœur.

Parlerai-je des palpitations nerveuses des étudiants, qu'on appelle à Édimbourg, la maladie du cœur des étudiants? J'ai eu, comme beaucoup de médecins, l'occasion fréquente d'ausculter des étudiants chez qui les veilles, le tabac, le travail intellectuel avaient provoqué des palpitations et qui se croyaient dûment atteints d'hypertrophie ou de lésions valvulaires.

On est d'accord pour admettre l'influence fréquente de la dyspepsie flatulente, de l'abus du tabac, du café, de la constipation, de la compression du diaphragme dans la production des troubles cardiovasculaires. Les anomalies des viscères abdominaux, telles qu'un rein mobile, une tumeur utérine avec rétroversion, une hypertrophie de la prostate avec cystite, sont susceptibles de produire les mêmes troubles fonctionnels du cœur, sans lésion apparente des valvules ou du myocarde. D'après M. Trastour, de Nantes (Cœur et estomac, *Semaine médicale*, 1890, p. 521), la fréquence ou la lenteur du pouls, les intermittences ou les irrégularités, les palpitations perçues ou insensibles du cœur ou de l'aorte abdominale, tout cela peut être constaté, sans souffle vasculaire, sans altération apparente du myocarde ou des gros vaisseaux, et ce dans le tympanisme de l'estomac.

Le coupable, c'est le voisin; c'est l'estomac, en effet qui, souvent, physiquement, mécaniquement, par sa grosse tubérosité distendue et ballonnée, gêne et trouble le cœur. Tous les médecins expérimentés le savent et sont heureux de dissiper l'erreur et les inquiétudes de leurs clients.

Il est bon de faire remarquer, à ce propos, le renforcement possible des bruits normaux du cœur, qui bat sur l'estomac tympanisé, comme sur une table d'harmonie. Si bien qu'on peut constater parfois, comme dans la fièvre, comme dans les émotions morales vives, comme après des efforts violents et des courses forcées, des souffles passagers qui pourraient induire en erreur. M. Barth, un maître en auscultation, ne se prononçait jamais sur un cœur avant de l'avoir ausculté à plusieurs reprises successives.

Cœur nerveusement épuisé. — Voici un état particulier du cœur qui n'est sans doute pas fréquent, ou que l'on méconnaît et dont nous devons l'étude à Fotherghill, Seeligmuller et Rosembach et dont M. G. Sée a résumé les descriptions dans un très remarquable chapitre, dans son dernier Traité des maladies du cœur. Ces troubles cardiaques peuvent très bien simuler une hypertrophie de l'organe.

Il s'agit, la plupart du temps, de neurasthéniques chez qui les symptômes cardiaques sont tellement prédominants qu'ils masquent à peu près complètement les phénomènes nerveux.

Les causes manifestes sont tout d'abord les *excitations* cérébrales, une activité intellectuelle exagérée, avec insomnie, excitation sexuelle ou continence voulue. Il faut ajouter à ces conditions délétères une nutrition irrégulière ou incomplète, avec abus de l'alcool, du café, du thé et du tabac; chez les étudiants pressés par les examens, chez les candidats des concours scientifiques, chez les aspirants à nos grandes écoles militaires ou normales.

On trouve aussi la neurasthénie cardiaque chez des commerçants, des industriels, dont l'esprit passe fiévreusement des préoccupations d'affaires à l'activité cérébrale.

Dans une première période, le malade se plaint d'une anxiété précordiale, de disette d'air, puis d'une sensation précordiale singulière qui lui fait croire à une sorte de frottement du cœur. Les artères du cou et l'aorte abdominale battent avec force : les malades sentent, et le médecin perçoit ces pulsations. En même temps, ils accusent de forts battements du cœur, bien que l'examen le plus minutieux démontre qu'il n'existe pas de trace de suractivité cardiaque ; le battement du cœur n'existe qu'à titre de sensation du malade, et celle-ci doit être considérée comme une hyperesthésie des nerfs centripètes partant du cœur. En effet, la région précordiale peut présenter une grande sensibilité qui se propage même aux parties voisines des espaces intercostaux, comme dans les névralgies intercostales, et augmente par la simple palpation.

A la période d'irritation fait place la dépression, qui se caractérise tout d'abord par la dénutrition, qui se traduit sur le visage dont la pâleur reste permanente.

Les sensations précordiales, et surtout celles des battements cardiaques ne cessent plus, quoique la force de l'action du cœur tombe bien au-dessous de la normale, quoique le choc du cœur devienne inappréciable, que les tons du cœur faiblissent et paraissent moins nettement accentués, que le pouls perde de sa hauteur et de sa tension, tous phénomènes qui prouvent qu'un excès de sensibilité domine les nerfs sensibles du cœur, et les principaux nerfs centripètes qui vont de la poitrine vers les centres. En général, le pouls est accéléré, surtout après les moindres mouvements ou les moindres impressions qui suffisent pour précipiter les contractions du cœur.

Malgré tous ces symptômes d'une violence apparente, malgré leur ressemblance avec l'hypertrophie cardiaque, celle-ci n'existe réellement pas ; il est impossible de constater l'accroissement de la matité précordiale, pas plus que le choc de la pointe au-dessous du quatrième espace intercostal ou du cinquième.

Il y a aussi un phénomène caractéristique ; c'est la sensation des battements violents du cœur que le médecin ne perçoit pas.

Palpitations de la maladie de Basedow. — Ici, l'accélération singulière des contractions cardiaques, n'est souvent pas perçue par les malades, au moins dans les commencements de l'affection ; cependant elle a coutume de se traduire par un sentiment d'anxiété respiratoire et d'oppression habituelle qui rendent les mouvements et les efforts pénibles.

Le plus ordinairement, les palpitations sont douloureuses et causent aux patients des angoisses insupportables, parce que, à la fréquence extrême des battements du cœur s'ajoute un accroissement évident de l'impulsion cardiaque. A chaque systole ventriculaire, la paroi thoracique est violemment soulevée ; toute la poitrine vibre, pour ainsi dire, et le choc du cœur peut être tellement considérable, qu'on a signalé des cas où il devenait perceptible à distance (Trousseau). Il est juste de dire que les palpitations atteignent rarement ce degré exceptionnel, où il semble que le cœur soit près de se rompre ; mais il est certain que la rapidité des pulsations cardiaques, jointe à la brusquerie du choc précordial, imprime un caractère tout spécial à ce trouble fonctionnel.

Les sensations des malades ne répondent pas toujours à la violence des contractions cardiaques. L'excitation cardio-vasculaire existe souvent sans que ceux-ci en aient conscience : de même des palpitations qui semblent excessives peuvent provoquer de médiocres désordres fonctionnels. Inversement, on voit des malades affectés d'une angoisse indescriptible et d'une sensation de défaillance imminente, alors que le choc précordial n'est pas très violent, ce qui fait supposer que l'hyperesthésie de la paroi thoracique joue vraisemblablement un certain rôle dans le degré d'anxiété qu'ils éprouvent.

Il est des cas, et ce sont les plus nombreux, où les battements du cœur constituent un trouble purement fonctionnel, sans aucune lésion cardiaque. Il est facile de voir que l'organe a conservé son volume normal ; la pointe bat toujours au niveau de la ligne verticale mamelonnaire, la matité absolue et relative de la région précordiale n'a point augmenté : sauf l'accroissement du cœur et la netteté insolite avec laquelle se perçoivent les bruits valvulaires, rien n'est changé dans les conditions physiques de la révolution cardiaque. Mais chez toute une catégorie de malades, on voit se produire une série de signes physiques anormaux qui, à première vue, feraient croire à la lésion organique, si l'on n'avait soin de les interpréter d'une façon rigoureuse et en tenant compte des nuances les plus minutieuses. La voussure précordiale, phénomène souvent signalé dans les observations (Trousseau, Basedow), peut tout d'abord en imposer et faire croire à une véritable hypertrophie du cœur. Mais c'est, comme le dit très bien M. Rendu, une apparence trompeuse qui tient à une illusion de la vue. Quand les palpitations sont violentes et le choc précordial énergique, tout le thorax est ébranlé à chaque systole ventriculaire, et le soulèvement de la paroi n'est plus seulement circonscrit au point correspondant à la pointe du cœur, il se fait sentir sur une certaine étendue ; de là une sorte de voussure, qui paraît d'autant plus manifeste que le côté droit de la poitrine est relativement immobile. Il faut tenir compte aussi d'un certain degré de parésie des muscles intercostaux, au niveau de la région précordiale.

L'auscultation présente aussi de grandes difficultés d'interprétation ; souvent, en effet, l'oreille appliquée sur la poitrine perçoit des souffles presque toujours systoliques, tantôt doux, tantôt rudes et vibrants. Il y a des malades qui ont incontestablement de l'insuffisance mitrale. Mais, très vraisemblablement, chez un certain nombre de malades, il s'agit de ces bruits extra-cardiaques qui, décrits et signalés par M. Potain, se rencontrent si fréquemment, pour peu que les battements du cœur soient énergiques et que la locomotion de l'organe ait augmenté d'amplitude.

Les premiers auteurs qui se sont occupés de la maladie de Graves ont constaté fréquemment l'augmentation de la matité cardiaque. Aran se fondait même sur ce caractère, qu'il croyait constant, pour admettre que, dans tous les cas de goitre exophtalmique, il existe une augmentation de volume du cœur (*Bullet. Acad. méd.* 1860, t. XXVI, p. 122). Comme l'a d'abord fait observer Trousseau, suivant que le cœur bat plus ou moins énergiquement, il semble présenter des rapports plus ou moins étendus avec la paroi thoracique ; c'est là une première cause d'erreur. En second lieu, en admettant que réellement la matité cardiaque, absolue et relative, soit accrue, il ne faut pas trop se hâter de conclure à l'hypertrophie vraie du cœur. L'observation journalière nous montre, en effet, des variations considérables dans le volume apparent du cœur, correspondant à des alternatives plus ou moins grandes de réplétion de l'organe. M. Foubert (thèse de Paris, 1887) a bien étudié ces variations passagères du volume du cœur, dans les affections fébriles et dans nombre d'autres maladies. Dans ces dilatations passagères, le choc du cœur peut être modifié ; souvent il ne l'est que dans son étendue, mais quelquefois son intensité aussi est modifiée. Il devient plus fort, plus brusque, mais toujours aussi le mouvement de retrait qui le suit est nettement accentué. La situation de la pointe se modifie aussi ; elle s'éloigne de la ligne médiane, en se rapprochant de l'aisselle ou s'abaissant. Ces déplacements sont tout à fait sem-

blables à ceux des augmentations de volume persistantes, dilatations ou hypertrophies et, comme ces
dernières, elles prêtent aux mêmes interprétations.
M. Foubert a pu étudier ces dilatations passagères
dans la fièvre typhoïde, la dyspepsie, l'embarras gastrique subaigu, la maladie de Bright, la scarlatine,
le rhumatisme articulaire aigu, etc.

Pour en revenir à la maladie de Basedow, il faut
croire, d'après l'analyse minutieuse des symptômes
et des observations publiées, que l'on est dans le
vrai en adoptant une opinion moyenne. Parmi les
malades atteints de goitre exophtalmique, la plupart ne présentent point de lésions valvulaires, ni de
modifications organiques; quelques-uns, au contraire, ont véritablement des altérations matérielles
du cœur, définitives et incurables. Entre ces deux
types extrêmes, on trouve des cas où les cavités cardiaques subissent une réelle dilatation, tantôt temporaire, tantôt permanente (Romberg).

Ces palpitations, dans la maladie en question, ne
font presque jamais défaut. Elles peuvent même
constituer l'unique manifestation de l'affection,
comme cela s'observe dans certaines familles où la
névrose est héréditaire, et où d'autres personnes
présentent au complet la triade symptomatique. Dans
ces conditions, il est facile de comprendre la possibilité d'une erreur avec l'hypertrophie vraie.

Des dilatations cardiaques. — Il reste établi que,
pour caractériser l'hypertrophie, il fallait la coïnci
dence, au moins, de deux caractères principaux:
1° l'augmentation de volume avec l'augmentation
de poids ; 2° l'augmentation de volume avec

épaississement des parois ; 5° l'augmentation de poids avec épaississement des parois.

Si l'on ne trouve que l'augmentation de volume sans l'augmentation de poids, ou même avec diminution de poids, on dit qu'il y a dilatation, de même que s'il y a augmentation de volume sans augmentation de l'épaisseur des parois, mieux encore avec amincissement des parois. La dilatation est une sorte de distension du cœur sans qu'il puisse revenir sur lui-même. Les causes en sont de deux ordres : d'une part les obstacles à la circulation, et d'autre part, l'altération du myocarde, soit par l'âge, soit par la dégénérescence graisseuse. Il y a, comme le croyait Beau, et comme l'a prouvé M. Foubert (*loc. cit.*), des dilatations passagères sans asystolie.

Beau les admettait dans la chlorose, l'hydrémie, la fièvre typhoïde, les fièvres éruptives, la fièvre intermittente pendant l'accès. M. Parrot les admet également et leur donne pour caractère un bruit de souffle à la base et au premier temps, dû à une insuffisance tricuspide. M. Fabre, de Marseille, les admet également. M. C. Paul ne peut admettre cette dilatation passagère des fièvres avec insuffisance tricuspide. Il n'admet que la dilatation chronique ou *cœur forcé*.

Les symptômes de la dilatation sont de deux ordres. Les uns sont les signes physiques de l'augmentation de volume ; ils sont donnés par la mensuration. Ils permettent de constater, d'une part, l'abaissement des deux angles ou triangle cardiaque ; l'horizontalité plus ou moins complète du bord inférieur ; l'écartement de la pointe d'une part et du bord vertical de l'autre, qui indiquent en somme que le cœur est devenu plus gros et plus lourd.

Les symptômes fonctionnels sont donnés par le pouls, mais ils se confondent avec ceux de la dégénérescence du myocarde. Le pouls est faible et irrégulier. Mais ce qui indique mieux la marche et le progrès de la dilatation cardiaque, c'est la stase veineuse qui se montre au cou, à la face, au foie dont elle augmente le volume, dans les vaisseaux intestinaux et dans les veines des membres inférieurs, où elle produit l'œdème. En même temps, la circulation veineuse s'affaiblit, le sang stagne au poumon, les veines pulmonaires se congestionnent. Un peu plus tard, la valvule tricuspide dilatée cède. et on voit apparaître alors le signe réel de son insuffisance, le reflux dans les jugulaires.

A l'auscultation, on peut entendre un claquement exagéré des sigmoïdes, surtout à l'orifice pulmonaire, un bruit diastolique surajouté aux deux bruits normaux, et qui donne au rythme cardiaque le caractère du bruit de galop ou de rappel. Le bruit de galop, comme nous l'avons déjà vu. s'entend surtout au niveau des ventricules, c'est-à-dire un peu au-dessus et en dedans de la pointe; son maximum, on le sait, siège près de la pointe, s'il répond à la distension du ventricule gauche, et presque sous le sternum, s'il répond à celle du ventricule droit. D'après M. de Grandmaison (*Manuel de médecine*), les souffles font ordinairement défaut, et même ceux qui existaient antérieurement pourraient disparaître sous l'influence de la dilatation. C'est aussi l'avis de M. Const. Paul, de Lancereaux, d'Arnot (thèse de 1874). M. Parrot (*Archiv. gén. de méd.*, 1865, t. I, p. 585) a décrit sous le nom de *Souffle asystolique* un bruit de souffle qui paraît bien lié à l'insuffisance tricuspidienne, plus qu'à l'asystolie. Il attribue ce souffle à une dilatation avec insuffisance par asystolie. Les recherches de M. C. Paul ne l'ont pas du tout conduit au même résultat.

On voit que, grâce à ces caractères, on ne confondra guère la dilatation du cœur avec l'hypertrophie pendant la première période, celle de son activité et de sa violence. Mais quand l'hypertrophie sera envahie par la dégénérescence granulo-graisseuse, alors le diagnostic deviendra plus difficile, parce que toutes deux mènent à l'asystolie.

Péricardite avec épanchement. — Le battement du cœur subit un affaiblissement marqué au début de l'épanchement.

A 600 grammes, on ne sent plus la pointe, et tout disparaît, au moins dans la position couchée, quand la quantité de liquide devient plus considérable; quand le malade s'assied, les battements reparaissent. Oppolzer a fait ressortir l'importance qu'auraient les modifications du siège de la pointe avec les changements d'attitude du malade; ce serait un bon signe de l'épanchement dans lequel le cœur se meut plus facilement, tombant dans la partie déclive. Bernheim a montré que l'affaiblissement du choc, quand le cœur est encore intact, peut coïncider avec un pouls plein et tendu; souvent, en même temps que le choc s'élève, il y a une extension manifeste de l'étendue et de l'*impulsion* précordiale qui peut alors correspondre à deux et même trois espaces. Cela serait dû au refoulement du cœur vers la partie supérieure du thorax (Sibson). L'affaiblissement du choc est naturellement plus lent s'il y a hypertrophie antérieure. Le choc persiste à la pointe, malgré un fort épanchement, et on a alors un des meilleurs signes de l'accumulation de liquide, car alors, par la percussion, on peut constater que le *cœur bat au-dessus de sa matité*. Dans le cas d'hypertrophie avec dilatation du ventricule gauche (Botkine), on aura le choc un peu au-dessus de la pointe, mais il ne varie pas dans sa position.

Sibson et, après lui, Potain, ont insisté sur une déformation particulière du tracé de la matité; il forme une sorte d'encoche obtuse vers le tiers supérieur du bord gauche de la matité précordiale, et donne à l'ensemble de la matité la forme d'une brioche.

Dans la péricardite avec épanchement il y a aussi *voussure*: mais, outre qu'on observe des antécédents rhumatismaux, il existe en même temps un appareil fébrile plus ou moins marqué, et enfin, d'après Rendu (*Cliniques*), le *frottement* peut persister malgré un épanchement abondant.

Anévrysme de l'aorte ascendante. — L'anévrysme de l'aorte, en se développant, refoule devant lui les tissus et soulève les côtes: aussi le premier phénomène apparent est-il une déviation des côtes qui fait une saillie connue sous le nom de *voussure*. Cette voussure correspond à la partie la plus saillante de la tumeur vers l'extérieur; puis l'anévrysme, détruisant les tissus devant lui, vient former une véritable tumeur qui fait saillie entre les côtes, ou plus tard au delà même des côtes, lorsque celles-ci ont été détruites. D'abord la tumeur se montre à peu près, au niveau de l'origine de l'anévrysme; mais celui-ci, en grossissant, est entraîné par son poids, vers les parties inférieures, et n'est plus arrêté que par le diaphragme. Ainsi, l'anévrysme de la partie ascendante de l'aorte pourra venir s'appuyer sur le foie et former sa saillie au niveau des troisième et quatrième côtes.

Le fait capital et caractéristique de l'anévrysme est qu'il est animé de pulsations et donne, comme dit Stokes, l'apparence de deux cœurs dont l'un bat sensiblement à sa place normale, tandis que l'autre bat dans un autre point de la poitrine, dans une région qui correspond plus ou moins au trajet de l'aorte. Le caractère des pulsations est celui-ci : on sent que ce n'est pas une tumeur soulevée par une artère et pouvant être séparée de celle-ci, mais une tumeur battant dans tous les sens, c'est-à-dire qu'il y a à chaque systole un *mouvement d'expansion* qui ressemble plus ou moins au battement de l'artère principale et s'enfle à chaque systole. Ces mouvements d'expansion sont d'autant plus accusés à la poitrine, que les côtes auront été usées et les muscles résorbés. On voit, en général, les veines refoulées produire une augmentation des veines superficielles qui deviennent variqueuses. Voilà tout autant de caractères bien précis qui permettront, la plupart du temps, de ne pas confondre ce mouvement d'expansion de l'anévrysme avec l'hypertrophie cardiaque.

Symphyse cardiaque. — Il ne s'agit pas ici d'un diagnostic absolument différentiel, puisque, dans la grande majorité des cas, l'hypertrophie accompagne la symphyse cardiaque, mais de savoir faire la part de ce qui revient à cette dernière.

Les premiers phénomènes appréciables à l'inspection seront :

1° *La voussure précordiale*, témoignage de l'hypertrophie ;

2° *La diminution de la saillie inspiratoire du côté gauche*, déjà signalée par Williams et qui sera d'autant plus appréciable que la plèvre elle-même pourra être fixée par les adhérences et qu'il y aura souvent symphyse pneumo-pleuro-costale ;

3° En même temps, il pourra y avoir une dépression de la région précordiale, soit une *dépression permanente*, soit une *dépression rythmique* des espaces intercostaux.

Cette dépression systolique peut s'expliquer par ce fait que les adhérences des deux feuillets péricardiques ayant rendu impossible la locomotion du cœur, celui-ci est obligé, dans son raccourcissement systolique vertical, de faire avec sa pointe, un mouvement en haut. Alors, à ce niveau, l'espace intercostal se déprime sous l'influence de la pression atmosphérique, ou est tiré en dedans par les adhérences extra-péricardiques. Ce fait est surtout visible pendant l'inspiration.

L'adhérence pleuro-costale favorise au plus haut point *l'exagération de la pulsation négative*, puisque le mouvement cardio-pneumatique ne vient plus combler partiellement le vide dû à la systole et contre-balancer la pression atmosphérique.

Quand les parois élastiques du myocarde, attirées

en dedans, au moment de la systole, reviennent plus ou moins brusquement à leur position d'équilibre, le *cœur vient à la diastole soulever la paroi thoracique*, fait différent du choc diastolique normalement perçu, au niveau du cœur, lors de l'expression des parois ventriculaires (F. Franck).

Senac, puis Sander ont signalé un autre mouvement de la paroi thoracique appréciable à la vue : c'est l'*ondulation*. Il s'agit d'une série de tremblotements tels que ceux imprimés à un bloc de gélatine par un choc sec et brusque. Il semble que, dans chaque espace, la peau vibre comme une corde sous l'archet.

Quand ce phénomène se produit avec son maximum d'intensité, on peut voir, à chaque révolution cardiaque, les ondes tremblotantes, qui souvent dépassent la région précordiale, se propager dans un sens et revenir ensuite sur elles-mêmes. Mais ce qui diminue un peu la valeur de ce signe, c'est que le cœur énormément hypertrophié, mais sans lésions du péricarde, peut imprimer à la paroi thoracique quelques frémissements visibles.

Lorsqu'il existe de la médiastinite antérieure, on observe, comme l'a signalé M. Jaccoud, une translation latérale partielle du thorax à laquelle il a donné le nom de *mouvement de roulis*.

Ce qui obscurcit encore le diagnostic avec l'hypertrophie simple, c'est qu'à l'auscultation on trouve souvent un bruit surajouté qui rentre dans les bruits de galop ou de rappel.

C'est à des brides fixant l'aorte au sternum (médiastino-péricardite calleuse), que Kussmaul attribue la production du *pouls paradoxal*. Pendant l'inspiration le pouls devient filiforme ; il reprend son ampleur dans l'expiration. Ce fait serait dû à la traction que le sternum, projeté en avant dans l'inspiration, exercerait par les brides fibreuses sur l'aorte dont il rétrécirait ainsi le calibre.

Anévrysme du cœur. — L'anévrysme du cœur qui est fort rare et dont la symptomatologie est très obscure, paraît présenter quelques-uns des signes de l'hypertrophie.

Quand la symptomatologie n'est pas nulle, il est fréquent de voir noter par l'observateur que le tableau clinique de la maladie a toujours été celui d'une affection chronique du cœur. L'examen de la région précordiale ne fournit pas toujours de renseignements ; quelquefois on a noté une voussure, mais elle manque souvent. Le rythme des contractions cardiaques serait quelquefois profondément modifié ; il y a longtemps que Breschet décrivait une dépression épigastrique, se produisant à chaque contraction du cœur et étant le résultat de l'adhérence de la tumeur au péricarde. La matité précordiale a été fréquemment signalée comme exagérée ; aussi a-t-on pu la prendre pour une péricardite, une dilatation du cœur, ou même une hypertrophie simple. La forme de la matité n'a pas de valeur diagnostique positive (Pelvet).

L'auscultation montre souvent des bruits du cœur sourds. Ces bruits sont souvent précipités, tumultueux ; tout synchronisme entre eux et le pouls radial disparaît. D'autres fois, les bruits du cœur sont sourds, profonds, obscurs et ne s'entendent qu'à peine. Le professeur Potain a signalé (*Bulletin Société anatom.*, 1862, p. 120) un dédoublement du second bruit. Pelvet signale des bruits anormaux, tels que le *bruit de cloche, le retentissement métallique, le bruit de bombe*, qui n'offrent rien de caractéristique. M. Rendu (*Bulletin Société anat.* 1884) décrit un bruit de *galop* qui lui paraît caractéristique de l'auscultation de son malade. Il différerait des autres, par son rythme d'abord ; au lieu d'être présystolique, il s'entendait pendant la diastole, au milieu du grand silence, et restait diastolique malgré la fréquence considérable du pouls ; par son *timbre*, ce bruit diastolique était éclatant ; par son siège, car son maximum s'entendait au-dessus de la pointe du cœur et se propageait vers l'appendice xiphoïde.

Troubles gastro-hépatiques consécutifs aux maladies du cœur. — Je me suis étendu longuement sur les hypertrophies cardiaques d'origine gastro-hépatiques. Mais s'il existe un *cœur gastrique*, un *cœur hépatique*, on constate plus souvent encore l'*estomac cardiaque* et le *foie cardiaque*.

Il arrive bien souvent que les maladies du cœur se révèlent au malade par des perturbations digestives. C'est ce que M. G. Sée appelle le *gastricisme initial* ; l'état du cœur est masqué par une dyspepsie permanente et vraie, ou bien, ce qui est plus fréquent, par une atonie de l'estomac avec ou sans dilatation. Que de fois, un malade vient se plaindre de lenteur de la digestion avec production de gaz, constipation, malaise à la fin de la digestion stomacale : si on l'examine, on constate une distension ou une dilatation de l'estomac, avec ou sans clapotement. Si le diagnostic s'arrête là, le malade est compromis. Voici d'où vient l'erreur : A la suite des atonies stomacales, il se fait souvent une accumulation de gaz tellement marquée qu'il en résulte un refoulement du diaphragme vers la cavité thoracique, et par conséquent une gêne plus ou moins marquée de la respiration ; c'est cette oppression mécanique qui est toujours trompeuse ; car il s'agit d'une dyspnée de travail, d'une dyspnée cardiaque. Pour retrouver le cœur malade au milieu de ces troubles de l'estomac, il suffit d'avoir le soin d'examiner attentivement le cœur pour trouver la lésion originelle. Il ne s'agit plus alors d'hypertrophie avec bruit de galop droit, mais bien de lésions aortiques, soit une *dilatation*, soit surtout une *insuffisance aortique*. Leared (*Medic. Times*) raconte l'histoire d'un cocher qui, après avoir été traité pour une dyspepsie douloureuse, sortit de l'hôpital, et tomba mort de son siège ; l'autopsie révéla une insuffisance aortique et un estomac parfaitement sain. Huchard rapporte l'observation d'un homme atteint d'insuffisance aortique chez lequel la lésion cardiaque ne s'est révélée pendant longtemps que par des troubles violents de l'estomac ; la mort eut lieu à la suite d'angine de poitrine.

Il est bien remarquable que tous ces phénomènes digestifs se rattachent directement ou indirectement à des cardiopathies artérielles.

Dans la période avancée ou troublée des cardiopathies, l'estomac reste rarement indemne, et cette fois, par l'effet des stases abdominales ; il survient de l'anorexie, des douleurs stomacales ; les malades pâlissent, maigrissent et tombent dans cet état qu'on a appelé la *cachexie cardiaque* ; mais l'estomac n'est pas la seule cause ; c'est l'inanition générale, le dépérissement de tous les tissus qui compromet le fonctionnement des organes.

Il faut signaler aussi les *crises gastriques* qui s'observent chez les tabétiques cardiaques. On connaît maintenant la coïncidence des lésions du cœur et surtout de l'orifice aortique avec l'ataxie locomotrice. Le trouble gastrique est ici caractérisé par une hyperchlorhydrie très accentuée, *foie cardiaque*. Le foie se prend souvent de bonne heure ; ses fonctions, sa circulation, sa texture se trouvent compromises avant celles de tout autre organe. On note, tout d'abord, une tuméfaction du foie produite sous l'influence de la stase du sang veineux.

Souvent cette tuméfaction s'accompagne d'un léger ictère qui n'est reconnaissable qu'aux conjonctives ; Talamon a vu des ictères graves dans le cours d'une attaque d'asystolie.

Le foie tuméfié présente parfois de véritables pulsations, ce qui tient au reflux du sang dans la veine cave inférieure (pouls hépatique) ; il se soulève avec chaque pulsation de l'aorte abdominale qui est systolique. Ces battements se perçoivent surtout à l'hypochondre droit et au niveau du lobe gauche.

Dans un grand nombre de cas, le foie est pris d'une manière précoce, et il se tuméfie ; l'ascite qui dépend de la lésion hépatique se manifeste dans ces cas dès le début, même avant l'œdème ; quand la cirrhose prend la place de la stase hépatique, l'ascite est inévitable. Je rappellerai, au point de vue du diagnostic différentiel avec le *cœur hépatique*, que les ictères s'accompagnent presque toujours d'un bruit de souffle mitral (Gangolphe). Le bruit de galop droit s'observe aussi dans certaines affections du foie, notamment dans les coliques hépatiques.

Fausse hypertrophie du cœur chez les enfants. — (Dr Aug. Ollivier, leçons cliniques sur les maladies des enfants, 1889.)

M. Gombault (*Dict. Jaccoud*, 1869) ne parle qu'en passant des palpitations et de la dyspnée qu'on peut observer chez les enfants : « Le thorax subit un arrêt de développement dans son diamètre antéro-posté-térieur, qui doit s'accroître plus que le diamètre vertical pour loger le cœur volumineux, relativement à celui de l'adulte, et le thymus ». De son côté, M. G. Sée signale aussi les palpitations dues à certaines malformations du thorax qui déplacent le cœur, et peuvent même en amener l'hypertrophie, mais il étudie surtout les déviations rachitiques.

Le syndrome que M. Aug. Ollivier désigne sous le nom de *pseudo-hypertrophie du cœur* n'a aucun rapport avec le rachitisme ou le mal de Pott ; il est caractérisé uniquement par les deux particularités suivantes : d'une part, une étroitesse de la cage thoracique, et de l'autre, des palpitations et de la dyspnée. Le thorax présente une conformation toujours la même ; il est rétréci et paraît arrondi, et cela tient à ce que ses diamètres antéro-postérieur et tranversal ont conservé des dimensions à peu près égales.

Le cœur gêné dans ses mouvements bat plus vite et plus fort que chez l'enfant bien constitué. *Il n'y a pas de voussure précordiale.* La matité n'est point exagérée, le choc de la pointe est senti en dedans ou en dessous du mamelon ; les bruits ont un timbre éclatant ; d'autres fois ils sont accompagnés de souffles anémiques. Un traitement approprié les fait disparaître, sans que les palpitations et la dyspnée soient notablement modifiées.

Dans ce cas, on ne trouve point d'altérations pulmonaires ou pleurales capables d'expliquer la gêne respiratoire.

Les phénomènes qui caractérisent la pseudo-hypertrophie du cœur peuvent se prolonger jusqu'à la quinzième, la seizième et même la dix-huitième année. Cela ne veut pas dire que cette hypertrophie apparente soit nécessairement transitoire, que la disproportion entre le volume du cœur et celui du thorax s'atténuera toujours avec les progrès de l'âge ; qu'une attitude peu physiologique, l'absence d'exercice soient de règle pendant les années de la fin de la croissance, et la disproportion pourra persister ; le cœur eût été normal, s'il eût été placé dans un thorax à dimensions convenables ; il est trop gros pour la cavité qui le renferme. Seulement, comme la croissance de celle-ci est finie et que sa forme est définitive, ce qui était une fausse hypertrophie dans les premières années deviendra une hypertrophie réelle.

La fausse hypertrophie est, si l'on peut s'exprimer ainsi, une maladie négative, une sorte de fantôme pathologique plus grave par ses conséquences que par sa nature.

L'absence de tout signe indiquant une affection organique ancienne, éloigne l'idée d'une hypertrophie cardiaque secondaire ; mais, en raison des troubles fonctionnels, on serait tenté de croire à une hypertrophie simple, primitive. Il est incontestable, comme nous le savons déjà, que le cœur peut, comme tout autre muscle, s'hypertrophier sous l'influence d'un fonctionnement exagéré (émotion prolongée, vie militaire, maladie de Basedow, etc.) ; dans le complexus symptomatique de M. A. Ollivier, l'exploration physique montre nettement que le volume de cet organe n'est pas augmenté.

On doit encore se demander s'il ne s'agit point de palpitations nerveuses ou anémiques ; dans le premier cas, les palpitations sont passagères, intermittentes ; elles ne reviennent que par accès et sont généralement le résultat d'émotions ; dans leur intervalle, les enfants peuvent courir et jouer.

On ne peut pas non plus attribuer cette gêne cardio-pulmonaire à la chloro-anémie, car, on ne constate pas toujours de souffle au cœur ou dans les vaisseaux du cou ; s'il en existe parfois dans ces conditions, un traitement approprié peut les faire disparaître ; et cependant les autres phénomènes persistent après cette disparition. Ce qui caractérise la fausse hypertrophie du cœur, c'est la permanence des phénomènes morbides arrivés à un certain degré, leur exacerbation sous l'influence de la marche un peu rapide ou d'un autre exercice.

Enfin, pour en finir avec l'étude du diagnostic différentiel, M. A. Ollivier rappelle qu'il ne faut jamais oublier de découvrir le malade, afin de s'assurer qu'il n'est pas affecté de scoliose ou de toute autre modification de la colonne vertébrale capable de donner lieu à des palpitations et à de la dyspnée.

TRAITEMENT

Tous les auteurs sont à peu près d'accord pour déclarer qu'il ne faut pas s'opposer au développement de l'hypertrophie et qu'il est d'une mauvaise pratique de chercher à la combattre. Loin de là, il faut maintenir la nutrition du muscle cardiaque, au niveau de sa mission, soit par le régime, soit par une médication appropriée. Ce but, qui est le vrai, le seul que l'on doive poursuivre, est, comme on le voit, absolument opposé à celui que se proposèrent, d'abord Valsalva et Albertini, puis Laënnec. Affaiblir le malade jusqu'à la défaillance et même la syncope, voilà ce qu'ils croyaient bon, et ce qu'ils s'efforçaient de réaliser par des saignées copieuses et répétées, par la diète et le régime le plus débilitant qui se puisse imaginer. Ce n'est guère l'hypertrophie elle-même qu'il faut combattre, mais la dilatation qui l'accompagne toujours.

De tout temps, comme le dit très justement M. Eloy (*Gazette hebd. de méd. et de chir.*, 1888, p. 594), on a considéré comme un devoir thérapeutique de prescrire aux cardiopathes l'abstention scrupuleuse des violents exercices physiques; car l'effort amène la dyspnée, et les efforts musculaires nuisent à la déplétion des vaisseaux pulmonaires. Les exercices physiques surtout exagérés, mettent le myocarde en nécessité de fournir un travail mécanique qu'il serait plus urgent d'employer à vaincre les obstacles circulatoires dépendant de lésions valvulaires ou de troubles vasculaires.

Cependant le repos systématiquement absolu peut avoir ses inconvénients; il peut entraîner l'obésité et la stéatose du cœur; d'où la nécessité de chercher peut-être un moyen de transaction. C'est ainsi qu'au Congrès de Wiesbaden (avril 1888), certains médecins allemands, M. Œrtel en tête, ont plaidé pour le traitement diététo-mécanique des cardiopathies.

M. Schott (*Centralblatt für Medicinische*, 1881), examinant l'action des exercices gymnastiques sur la circulation et la respiration des cardiopathes, avait cru constater que le nombre des mouvements respiratoires diminuait; que les battements cardiaques gagnaient en force ce qu'ils perdaient en fréquence et que le pouls augmentait d'amplitude. C'était là une véritable restauration myocardique, le maintien d'une hypertrophie compensatrice, si l'on veut. La kinésothérapie serait donc le moyen physiologique de rétablir l'équilibre fonctionnel entre le cœur et les vaisseaux.

Quels sont les résultats cliniques accusés par M. Œrtel? Dans une série de vingt-sept malades, tous gens obèses, dont le cœur était surchargé de graisse, il obtint vingt-sept fois la résolution des accidents cardio-pulmonaires. M. Œrtel ne redoute pas le surménage du cœur, en puissance de lésions organiques. Il a donc essayé sa méthode contre l'*hypertrophie du cœur*, et la non-compensation de l'insuffisance valvulaire avec rétrécissement; une amélioration s'ensuivit, contrairement aux traditions prudentes en vertu desquelles on ménage la contractilité de l'organe affaibli par des lésions organiques. M. Œrtel recommande comme stations d'entraînement les pentes des montagnes de la Suisse allemande, du Tyrol et de la Forêt-Noire. Je m'empresse d'ajouter, qu'à ce même Congrès de Wiesbaden, M. Lichtheim (de Berne) a fait des objections sévères à ce système et a avoué qu'il avait assisté à de véritables catastrophes.

M. Schott (de Francfort) recommande la gymnastique suédoise du Dr Zander, c'est-à-dire la mécanothérapie passive qui épargne aux cardiopathes de violents efforts, par l'emploi d'appareils fort ingénieux. Mais M. Œrtel est plus systématique encore; il associe la kinésothérapie au régime diététique; il diminue la quantité des aliments gras, rationne les boissons, et fait de l'entraînement musculaire par la marche. Les partisans des méthodes d'entraînement redoutent surtout l'atrophie, l'hypertrophie demeurant toujours, suivant la formule de Beau qu'ils ne citent pas d'ailleurs, nécessaire, providentielle et devenant, en outre, à leur avis, thérapeutique, hygiénique et même curative. La théorie est appuyée sur les tables zoologiques de Bergmann constatant que le poids du cœur des animaux coureurs surpasse proportionnellement celui des animaux de mœurs sédentaires. L'utilisation de la kinésothérapie est, comme l'a dit M. Dujardin-Beaumetz, une question de tact médical.

Je crois volontiers à l'efficacité de la gymnastique mécanique passive du Dr Zander et il est à regretter que les tentatives faites à Paris par cet éminent hygiéniste n'aient pas reçu du corps médical français l'accueil qu'elles méritaient.

Les *hypertrophies des adolescents* guérissent toujours sans doute, mais lentement, après des études entravées et même un avenir compromis. L'accroissement se continuant jusqu'à vingt et un et même vingt-cinq ans, il est impossible d'attendre les bienfaits de la nature; on voit des jeunes gens de dix-huit ans qui souffrent de palpitations ou de céphalées déjà depuis plusieurs années, malgré les traitements les plus variés; il en est d'autres qui, malgré une amélioration considérable et rapide, sont obligés de continuer la médication pendant longtemps, au risque d'éprouver des rechutes. Ce traitement, tout hygiénique, consisterait, d'après M. G. Sée, dans la vie active et les exercices physiques. Comme, d'après l'éminent professeur, il ne s'agit pas d'une hypertrophie d'origine mécanique, mais bien d'une hypertrophie physiologique qui dépasse la mesure, le cœur n'a rien à redouter de l'emploi de ses forces exagérées.

S'agit-il, au contraire, de l'enfance, les mesures prophylactiques seront exactement l'opposé; il importe de prescrire la diminution du travail physique, le rationnement intellectuel, le séjour au grand air, une alimentation albuminoïde et graisseuse. Si la maladie atteint les jeunes filles en voie de formation, les mêmes prescriptions sont de mise; il est inutile de combattre par le fer une chlorose qui n'existe pas, par l'hydrothérapie une soi-disant neurasthénie qui ne porte sur le cœur que parce que tout le cœur est dilaté.

Pour la pseudo-hypertrophie de l'enfance de M. A. Ollivier, il faut empêcher sa transformation en hypertrophie vraie et l'expectation n'est pas permise. Tout d'abord, s'il existe de la chloro-anémie et du nervosisme, il faut, d'après M. Ollivier, prescrire les ferrugineux, le bromure de sodium et l'hydro-thérapie; si le jeune malade a de la dyspepsie avec dilatation de l'estomac, il faut la combattre au moyen de la quassia amara, de la teinture de Baumé et d'un régime sévère. Ces indications une fois remplies, il faut recourir sans tarder à la gymnastique, non pas à des tours de force capables d'aggraver les accidents morbides, mais à une gymnastique modérée, métho-dique, portant spécialement sur les bras. Si, au con-traire, il s'agit d'un enfant dont le cœur a subi une véritable hypertrophie, il faut conseiller la vie calme, mais ne pas renoncer complètement à la gymnastique des bras faite avec prudence. D'après M. Coustan (*La prématuration militaire et le cœur surmené*, Bordeaux, 1885), il y aurait lieu d'éliminer de l'armée un plus grand nombre de ces non-valeurs, de ces trainards malingres qui, dans les marches, vont fatalement échouer à l'arrière-garde, parce qu'ils ne peuvent pas faire autrement. La plupart de ces surmenés par le cœur sont des hommes en état de prématuration vis-à-vis des charges du service. *Prématuration* et *surménement* sont, en effet, deux termes qui ne vont pas l'un sans l'autre, et beaucoup de sujets qui meurent jeunes par le cerveau, le poumon ou le cœur ne sont que des surmenés.

Il est désirable, comme le recommandent les médecins anglais et américains, que dans toutes les armes, les officiers et les médecins veillent à ce que les hommes accomplissent leur service dans les meilleures conditions d'habillement, de chargement et d'allures compatibles avec le bon ordre et la discipline militaire.

Retarder l'heure de l'appel sous les drapeaux serait bouleverser notre état social; ce serait pourtant la meilleure solution; mais, pour le moment, il ne faut pas hésiter à renvoyer de l'armée des hommes qui ne peuvent pas y servir utilement.

Dans l'hypertrophie cardiaque d'origine gastrique, le traitement doit s'adresser d'abord aux éléments initiateurs de la maladie, puis ensuite aux troubles cardiaques secondaires. Il faut donc recourir à la thérapeutique des dyspepsies, en général, et on sait combien elle varie suivant les cas. D'une façon générale cependant, on peut dire avec M. Potain, qu'il faut supprimer tous les aliments qui déterminent l'apparition de ces troubles gastriques, et parmi eux il faut reconnaitre que le vin tient une large place; on réussira presque toujours à le remplacer par des boissons innocentes, telles que l'eau de source, l'eau d'Alet ou d'Evian, en un mot, par les eaux les plus faiblement minéralisées. Si ces boissons répugnent au malade, on peut avoir recours à de l'eau coupée avec du cognac, à de la bière. Il faut ensuite supprimer de l'alimentation les condiments, puis tout ce qui, dans l'estomac, peut subir une fermentation vicieuse, les graisses par exemple : écarter du régime enfin tout ce que l'estomac ne supporte que difficilement et, à cet égard, les différences sont très sensibles, chaque estomac ayant, pour ainsi dire, ses préférences particulières.

Il est aussi important de ne pas faire de repas trop copieux, de trop longue durée; il faut les multiplier, en même temps que les faire peu abondants et, à cet égard, le lait possède des avantages incontestables, car il permet facilement de fragmenter l'alimentation à l'infini. Mais il ne faudra pas oublier que les estomacs dilatés supportent difficilement le lait. Les accidents cardiaques peuvent prendre, on le sait, leur origine ailleurs que dans l'estomac, c'est-à-dire dans l'intestin, le foie et qu'alors, chaque fois, les indications thérapeutiques sont variables. A côté de ces indications causales, on pourra recourir, pour calmer le cœur, aux préparations antispasmodiques, à l'éther, à l'acétate d'ammoniaque, aux inhalations d'iodure d'éthyle, etc.

L'hypertrophie peut se rencontrer, comme nous le savons déjà, dans la première et même la seconde période des cardio-scléroses. Cette hypertrophie, par elle-même, ne présente aucune indication directe, mais il importe de mettre en œuvre une médication s'adressant à l'hypertension artérielle. Il faut éviter le surmenage sous toutes ses formes, les excès de toutes sortes et surtout les excès de table, l'abus de la viande, et surtout de la viande peu cuite et faisandée, les boissons alcooliques, les bières fortes, les vins de Bourgogne, les bouillons et les potages gras qui sont des solutions de poisons ou de véritables décoctions de ptomaïnes, les poissons, les fromages faits, les salaisons, la charcuterie, les conserves alimentaires. Il faut donner la préférence à une alimentation composée de laitage, sous toutes les formes, de légumes, de quelques œufs, et, en dernier lieu, de viandes cuites et fraîches. C'est à cette période surtout qu'il convient d'administrer les iodures, surtout l'iodure de sodium, moins toxique que les sels de potassium, mieux supporté par l'estomac et qui n'a pas d'inconvénient lorsqu'il existe de l'imperméabilité rénale.

M. Huchard a introduit en France l'usage de la nitro-glycérine, désignée par Berthelot sous le nom de trinitrine (pour ne pas effrayer les malades); c'est un médicament vasculaire possédant une action dépressive sur la tension artérielle et qui, à ce titre, peut rendre des services dans l'hypertrophie de la néphrite interstitielle, au même titre que les iodures.

Les nitrites de sodium ou de potassium, employés par Mathew Hay (d'Édimbourg), sont dangereux en raison de leur action promptement toxique sur les globules sanguins.

Une des conditions principales du succès, avec les iodures, c'est la *persévérance*, la *constance* dans le traitement, c'est aussi et surtout *son emploi dans la première période de la maladie*.

On peut remplacer parfois l'iodure de sodium par celui de *strontium*, depuis que Laborde a démontré l'innocuité des sels de strontium et depuis que M. Huchard (Malbec, thèse de Paris, 1892) nous a appris que cet iodure possède une action cardiaque réelle.

A la fin de la seconde période de la cardio-sclérose, le myocarde faiblit, et la tension artérielle tend à s'abaisser au-dessous de la normale, ce que l'on constate par l'existence des œdèmes périphériques et des congestions viscérales. Il y aurait donc un certain danger à prolonger outre mesure l'emploi des iodures à haute dose, en raison de la possibilité de la production de troubles asystoliques. Alors, il faut avoir recours aux toniques du cœur, à la digitale, à la caféine et surtout au sulfate de spartéine.

FIN

TABLE DES MATIÈRES

26967. — PARIS, IMPRIMERIE GÉNÉRALE LAHURE
9. rue de Fleurus, 9.

Bulletin

DES

Annonces.

TOUS LES MÉDECINS
prescrivent le

Vésicatoire
d'Albespeyres

Seul employé dans les Hôpitaux militaires

IL PREND TOUJOURS

Exiger la signature ALBESPEYRES
SUR LE COTÉ VERT

FUMOUZE-ALBESPEYRES
78, Faubourg Saint-Denis, 78

CHATEL-GUYON SOURCE Gubler

CONSTIPATION

Obésité, Dyspepsie, Congestions, etc.

Pour Commandes et Renseignements : 5, rue Drouot, PARIS

HYDRO-GEMMINE LAGASSE

EAU DE PIN GEMMÉ CONCENTRÉE

Affections des voies respiratoires, de la gorge, des reins, de la vessie

VENTE EN GROS : 5, rue Drouot, PARIS

Aux Étudiants et Docteurs

Une Caisse **St-LÉGER** Une Caisse

GRATIS *FRANCO*

Sur simple demande adressée à la **Cie DE POUGUES**

PARIS — 22, Chaussée-d'Antin, 22 — PARIS

LA MEILLEURE EAU PURGATIVE

CARABAÑA

La seule approuvée par l'Académie de Médecine, exerçant, outre l'effet purgatif, une **action curative sur les organes malades.**

ROYAT GOUTTE RHUMATISME

Affections de l'estomac, des voies respiratoires et de la peau

CASINO — THÉATRE — CERCLE

Commandes et Renseignements : **5, rue Drouot, PARIS**

ÉPILEPSIE, HYSTÉRIE, NÉVROSES

Le **SIROP de HENRY MURE** au *Bromure de Potassium* (**exempt de chlorure et d'iodure**), expérimenté avec tant de soin par les Médecins des hospices spéciaux de Paris, a déterminé un nombre très considérable de guérisons. Les recueils scientifiques les plus autorisés en font foi.

Le succès immense de cette préparation bromurée en France, en Angleterre en Amérique, tient à la pureté chimique absolue et au dosage mathématique du sel employé, ainsi qu'à son incorporation dans un sirop aux écorces d'oranges amères d'une qualité très supérieure.

Chaque cuillerée de **SIROP de HENRY MURE** contient 2 gr. de Bromure de potassium

Frix du flacon : 5 francs

SOLUTIONS HENRY MURE

Bi-phosphate de chaux arsénié
Chlorhydro-phosphate de chaux arsénié
Chlorhydro-phosphate de chaux créosoté et arsénié

PHTISIE (Ire et 2e période). — RACHITISME
ENGORGEMENTS GANGLIONNAIRES & DES ARTICULATIONS
MALADIES DES OS ET DE LA PEAU
CACHEXIES SCROFULEUSES ET PALUDÉENNES
ÉPUISEMENT NERVEUX. — INAPPÉTENCE. — DIABÈTE

Le BI-PHOSPHATE ARSÉNIÉ H. MURE

produit des résultats surprenants et souvent inespérés. — Sous son influence la toux et l'oppression diminuent, l'appétit augmente, les forces reviennent.

Le CHLORHYDRO-PHOSPHATE ARSÉNIÉ H. MURE

donne des effets remarquables chez les phtisiques atteints de dyspepsie et dans la chlorose.

LITRE : **4** FRANCS. — DEMI-LITRE **2** FR. **50**

AVANTAGES PRINCIPAUX
SUR LES SOLUTIONS SIMILAIRES

1° Emploi d'un **Phosphate monocalcique cristallisé**, d'une pureté absolue, permettant un dosage rigoureux, difficile à établir avec les phosphates mielleux du commerce, qui doivent leur extrême acidité à un excès d'acide sulfurique toujours nuisible à l'assimilation ;

2° **Inaltérabilité absolue** obtenue par un procédé de stérilisation d'une **innocuité** parfaite.

3° **Administration** facile par cuillerées dans un peu d'eau vineuse ou sucrée pendant les repas ou hors des repas ;

4° **Traitement** phosphaté le plus sûr et le *moins coûteux* dans les affections chroniques. (Chaque cuillerée à bouche contient : *1 gramme de Sel, 1 milligramme d'Arséniate de Soude et 10 centigrammes de Créosote de Hêtre pure*.)

NOTA. — *Dans le cas où l'arséniate de soude ne serait pas indiqué, MM. les docteurs pourront prescrire les mêmes solutions* **H MURE** *non arséniées.* LITRE : 3 fr.

Dépôt général : à *PONT SAINT-ESPRIT (Gard)* Ph^{ie} **H. MURE**

A. GAZAGNE, Gendre et Successeur

Dépôt à Paris, Ph BRUNSCHWIK, 10, rue Richelieu

ET DANS TOUTES PHARMACIES

Cachets de **Leptandrine ROYER** *contre la*

CONSTIPATION HABITUELLE

A la dose d'un ou deux au moment des repas, ils procurent une selle aisée *sans coliques.* — Pris pendant quelques jours, toujours au même repas, ils habituent l'intestin a fonctionner naturellement et à la même heure.

« La **Leptandrine** exerce une action manifeste sur les follicules mucipares des intestins et j'ai pu constater ses bons effets dans un grand nombre de cas de constipation chronique. »
(Dr DUTCHER).

« La **Leptandrine** excite légèrement le foie et sollicite la sécrétion biliaire, sans produire de véritable purgation, elle est simplement laxative. »
(Dr GUBLER).

Pharmacie **A. DUPUY**, 225, rue St-Martin, Paris

FARINE LACTÉE NESTLÉ

Cet aliment, **dont la base est le bon lait,** *est le meilleur pour les enfants en bas âge : il supplée à l'insuffisance du lait maternel, facilite le sevrage.*

En outre, pour les **adultes convalescents** *ou* **valétudinaires,** *cet aliment constitue une nourriture à la fois légère et substantielle.*

CHRISTEN Frères, 16, rue du Parc-Royal, PARIS

ET DANS TOUTES LES PHARMACIES

F. VIGIER

PHARMACIEN DE Iʳᵉ CLASSE, LAURÉAT DES HOPITAUX ET DE L'ÉCOLE DE PHARMACIE DE PARIS

12, BOULEVARD BONNE-NOUVELLE — PARIS

SACCHAROLÉ DE QUINQUINA VIGIER. — **Tonique, reconstituant, fébrifuge,** renfermant tous les principes de l'écorce. — *Dose :* 1 à 2 cuillerées à café par jour, dans une cuillerée de potage, eau, vin.

Prix du flacon représentant 20 grammes d'extrait : 3 fr.

VÉRITABLES PILULES VIGIER, SPÉCIALES CONTRE LA CONSTIPATION. — **Laxatives, n'affaiblissant pas,** même par un usage prolongé, dans le cas de *constipation opiniâtre.* — *Dose :* 1 à 2 pilules au dîner.

PASTILLES VIGIER AU BI BORATE DE SOUDE PUR. — 10 centigrammes par pastille, contre les *affections* de la *bouche,* de la *gorge* et du *larynx.* — *Dose :* 5 à 10 pastilles par jour

FARINE ALIMENTAIRE VIGIER au cacao. — **Nutrition des enfants en bas âge, allaitement insuffisant, sevrage.** — Les enfants sont *très friands* de cette préparation qui renferme tout le *beurre du cacao et ne constipe pas.*

CURAÇAOS MÉDICAMENTEUX (marque Wennings), **Kola-Coca-Curaçao,** — **Ferrugineux-Curaçao,** — **Purgatif-Curaçao,** etc.

CAPSULES D'ICHTHYOL VIGIER à 25 centigrammes. — *Dose :* 4 à 8 par jour, dans les maladies de la peau. — **OVULES D'ICHTHYOL VIGIER,** employés en gynécologie.

EMPLATRES CAOUTCHOUTÉS VIGIER, TRÈS ADHÉSIFS, NON IRRITANTS. — **ÉPITHÈMES ANTISEPTIQUES VIGIER** — Remplacent les *Emplâtres Mousselines-Emplâtres de Unna, Sparadraps, Onguents, Pommades.* — **Les principaux sont :** Vigo, rouge de Vidal, oxyde de zinc, boriqué, ichthyol, salicylé, huile de foie de morue créosotée ou phéniquée, etc. — Nous recommandons tout spécialement à Messieurs les Chirurgiens notre **Sparadrap caoutchouté simple,** très adhésif, non irritant, aseptique, inaltérable et les bandes caoutchoutées.

SAVONS ANTISEPTIQUES VIGIER, hygiéniques, médicamenteux. — Préparés avec des pâtes neutres, ils complètent le traitement des maladies de la peau.

TRAITEMENT DE LA TUBERCULOSE par le CARBONATE DE GAIACOL VIGIER en capsules de 10 centigrammes. — *Dose :* 2 à 6 capsules par jour.

MANGANI-FER VIGIER contre l'**anémie,** la **chlorose,** etc. — Le *mangani-fer Vigier* est un *saccharate de manganèse et de fer en dissolution,* d'un goût agréable, *extrêmement assimilable, fortifiant par excellence,* ne *constipe pas,* ne *noircit pas les dents.* — *Dose :* 1 cuillerée à soupe au moment des repas.

VIN GIRARD

DE LA CROIX DE GENÈVE

Vin Iodo-tannique Phosphaté

SUCCÉDANÉ DE L'HUILE DE FOIE DE MORUE

Le **VIN GIRARD** rigoureusement dosé, contient par verre à madère :

Iode...................... 0 gr. 075 milligrammes.
Tannin.................... 0 gr. 50 centigrammes.
Lacto phosphate de chaux. 0 gr. 75 centigrammes.

Le VIN GIRARD, *outre les éléments constitutifs de l'huile de foie de morue, renferme les principes de substances toniques et apéritives qui stimulent les fonctions de l'appareil digestif.*

Maladies de poitrine, Engorgements ganglionnaires, Cachexies, Déviations, Rhumatismes, Convalescences, Asthmes, Catarrhes, Bronchites, Affections cardiaques, Accidents tertiaires spécifiques et toutes affections ayant pour cause la faiblesse générale et l'anémie.

DOSE : Trois verres à madère par jour avant ou après le repas.

Le SIROP GIRARD jouit des mêmes propriétés et possède les mêmes éléments

LE FLACON : 4 FRANCS

A. GIRARD, 142, boulev St-Germain. PARIS

GROS. 17, rue de Tournon et 22, rue de Condé, Paris

DRAGÉES DEMAZIÈRE

Cascara Sagrada

Dosées à 0 gr. 125 de Poudre

Véritable Spécifique
de la Constipation habituelle.

Iodure de Fer et Cascara

0 gr. 10 d'Iodure — 0 gr. 03 de Cascara

Le plus actif des Ferrugineux,
n'entraînant pas de Constipation.

DEPOT GENERAL. Pharmacie G. DEMAZIERE, 7 ..... de Villiers, PARIS

Echantillons franco aux Médecins.

COCAÏNE BRUNEAU

ACONITO-BORATÉE

Le meilleur spécifique de la Gorge et du Larynx

CHAQUE PASTILLE AROMATISÉE A LA VANILLE RENFERME EXACTEMENT :

Chlorhydrate de Cocaïne, 0 gr. 002. — Bi-borate de Soude, 0 gr. 050
Alcoolature de Racines d'Aconit, 1 goutte

Prix : 3 fr. la boîte. — Envoi franco d'Echantillons

Dépôt général : Pharmacie L. BRUNEAU, Lille

TRAITEMENT DE LA

TUBERCULOSE
PULMONAIRE

de la Pleurésie d'origine tuberculeuse et
des Bronchites aiguës et chroniques

PAR LE

GAÏACOL IODOFORMÉ SÉRAFON

ET PAR LE

GAÏACOL-EUCALYPTOL IODOFORMÉ SÉRAFON

EN SOLUTIONS POUR INJECTIONS HYPODERMIQUES

Chaque centimètre cube de cette solution contient exactement
1 centigramme d'iodoforme et 5 centigrammes de gaïacol absolu,
ou *1 centigramme d'iodoforme, 5 centigrammes de gaïacol* et
5 centigrammes d'eucalyptol.

EN CAPSULES POUR L'USAGE INTERNE

A prendre à la dose *d'une capsule 5 minutes avant chaque
repas*, pendant les trois premiers jours, puis à la dose de *2 et
3 capsules, 5 minutes avant chaque repas*, pendant les jours
suivants.

L'idée d'associer le gaïacol à l'iodoforme dans le traitement de la
tuberculose pulmonaire, de la pleurésie d'origine tuberculeuse et
des bronchites aiguës et chroniques appartient à M. le docteur Picot,
professeur de clinique à la Faculté de médecine de Bordeaux. (Académie de médecine, mars 1891, Congrès de la tuberculose, août 1891).
Dans plusieurs études remarquables, il en a précisé les indications,
formulé les doses et signalé les incontestables avantages.
S'inspirant des travaux de M. le docteur Picot, M. Sérafon, pharmacien à Bordeaux, a préparé une solution et des capsules qui,
expérimentées dans un grand nombre d'hôpitaux, ont donné les
résultats les plus satisfaisants.

BIEN SPÉCIFIER :

SOLUTIONS ET CAPSULES SÉRAFON

PRÉPARATION & VENTE EN GROS

Mon ADRIAN & Cie 9 et 11, rue de la Perle, PARIS

www.ingramcontent.com/pod-product-compliance
Lightning Source LLC
LaVergne TN
LVHW021433170726
843501LV00005B/1319